AF828090

Heft 14 Sinnesorgane 1

1	Schwingung, Wellen, Akustik	Physik, Physiologie
2	Hör- und Gleichgewichtsorgan	Anatomie, Histologie
3	Hörvorgang und Gleichgewichtssinn	Physiologie
4	Haut und Hautanhangsgebilde	Histologie
5	Somatoviszerale Sensorik	Physiologie

Heft 15 Sinnesorgane 2

1	Optik	Physik
2	Sehorgan	Anatomie, Histologie
3	Sehen	Physiologie
4	Chemische Sinne	Anatomie, Histologie, Physiologie

Heft 16 Lunge und Atmung

1	Entwicklung von Pleuraperikardhöhle, Herz und Schlundbogenarterien	Anatomie, Histologie
2	Anatomie der Atmungsorgane	Anatomie, Histologie
3	Mechanik des Kreislaufsystems	Physik
4	Atemung	Physiologie
5	Gasaustausch	Physiologie

Heft 17 Herz-Kreislauf-System

1	Aufbau des Herzens	Anatomie, Histologie
2	Nerven und Gefäße der Brusteingeweide	Anatomie
3	Physiologie des Herzens	Physiologie
4	Anatomie und Physiologie des Kreislaufsystems	Anatomie, Histologie, Physiologie

Heft 18 Blut und Immunsystem

1	Blut und Blutplasma	Histologie, Physiologie
2	Erythrozyten, Hämoglobin & Sauerstofftransport	Biochemie, Physiologie
3	Thrombozyten, Hämostase und Fibrinolyse	Histologie, Physiologie
4	Leukozyten und Immunsystem	Anatomie, Biochemie, Histologie, Physiologie

Heft 19 Gastrointestinaltrakt

1	Mundhöhle, Rachen, Speiseröhre	Anatomie, Histologie, Physiologie
2	Magen-Darm-Trakt	Anatomie, Physiologie
3	Organe des Magen-Darm-Kanals	Anatomie, Histologie, Physiologie
4	Leber, Gallenblase und Pankreas	Anatomie, Histologie, Physiologie
5	Blutgefäße, Lymphgefäße, vegetative Innervation	Anatomie

Heft 20 Verdauung & Abbau von Nährstoffen

1	Ökologie, Energie- und Wärmehaushalt	Biochemie, Biologie, Physiologie
2	Nahrungsaufnahme	Biochemie, Physiologie
3	Abbau der Kohlenhydrate	Biochemie
4	Fettsäureabbau und Ketonkörperstoffwechsel	Biochemie
5	Aminosäurestoffwechsel und Harnstoffzyklus	Biochemie

Heft 21 Energiestoffwechsel & Anabole Stoffwechselwege

1	Citratzyklus und Atmungskette	Biochemie
2	Gluconeogenese und Glykogenstoffwechsel	Biochemie
3	Lipidsynthese	Biochemie
4	Nukleotidstoffwechsel	Biochemie
5	Stoffwechsel der Leber	Biochemie
6	Fettgewebe	Biochemie

Heft 22 Harnorgane und Elektrolythaushalt

1	Harnorgane	Anatomie, Histologie
2	Nierenfunktion	Physiologie, Biochemie
3	Säure-Basen-Reaktionen	Chemie
4	Säure-Basen-Haushalt	Physiologie, Biochemie
5	Wasser- und Elektrolythaushalt	Physiologie, Biochemie

Heft 23 Endokrines System

1	Endokrines System	Biochemie, Histologie, Physiologie
2	Epiphyse	Histologie
3	Hypothalmus-Hypophysen-System	Biochemie, Histologie, Physiologie
4	Endokrines Pankreas	Biochemie, Histologie
5	Schilddrüse	Anatomie, Biochemie, Histologie, Physiologie
6	Nebenschilddrüsen	Anatomie, Biochemie, Histologie, Physiologie
7	Endokrine Funktionen der Niere	Physiologie, Biochemie
8	Nebenniere	Anatomie, Biochemie, Histologie, Physiologie
9	Diffuses neuroendokrines System (DNES)	Anatomie, Histologie
10	Gewebshormone	Biochemie, Physiologie

Heft 24 Geschlechtsorgane und Reproduktion

1	Entwicklung der Geschlechtsorgane	Anatomie
2	Weibliche Geschlechtsorgane	Anatomie, Histologie, Physiologie
3	Männliche Geschlechtsorgane	Anatomie, Histologie, Physiologie
4	Angewandte und topografische Anatomie	Anatomie
5	Blutgefäße, Lymphgefäße, vegetative Innervation	Anatomie
6	Sexualhormone	Biochemie, Physiologie
7	Sexualität und Reproduktion	Physiologie, Psych-Soz
8	Schwangerschaft und Geburt	Anatomie, Histologie, Physiologie

Heft 25 Medizinstudium: Lernen, Organisation, Physikum

1	How To … Vorklinik
2	How To … Physikum
3	Lernpläne
4	Kreuzen

Die Bände der Reihe „Vorklinik Finale“

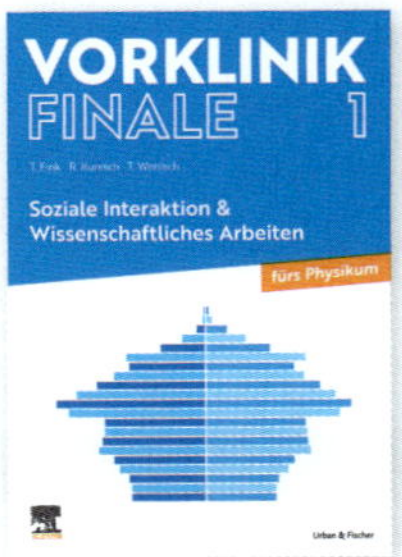

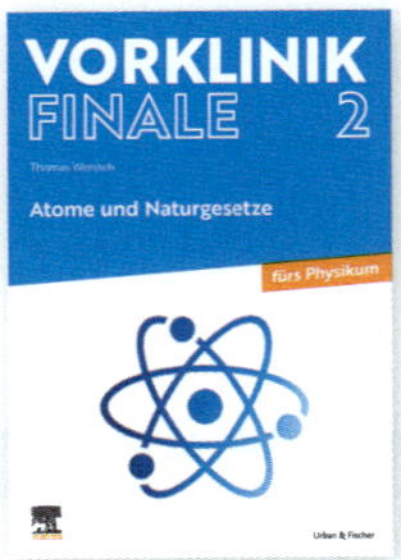

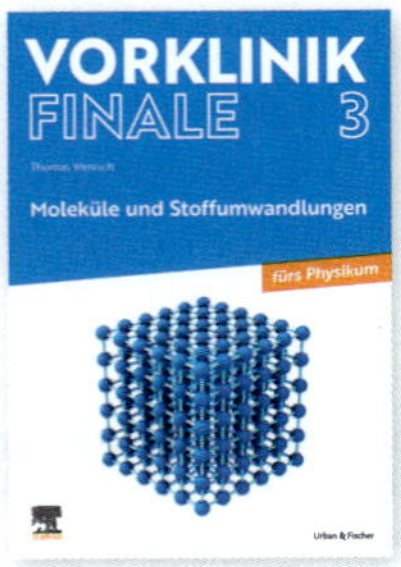

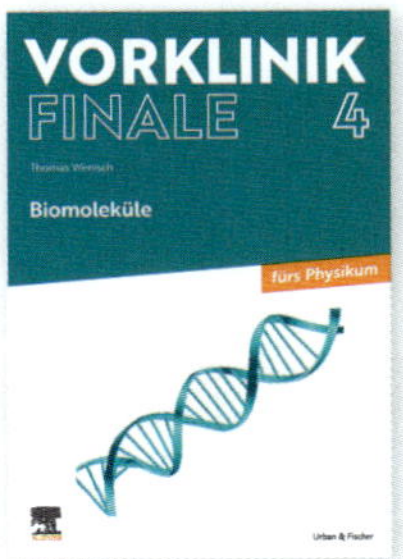

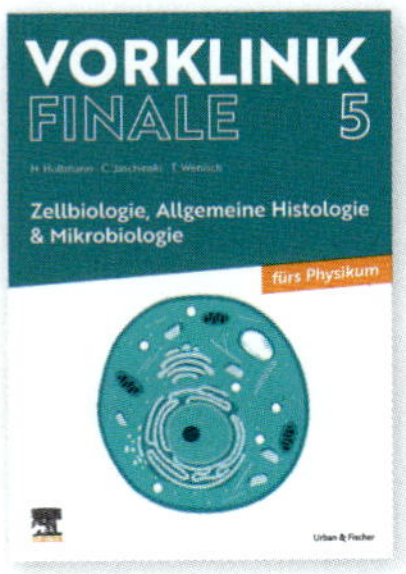

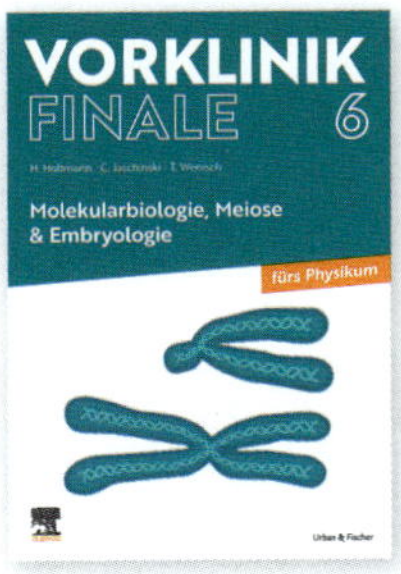

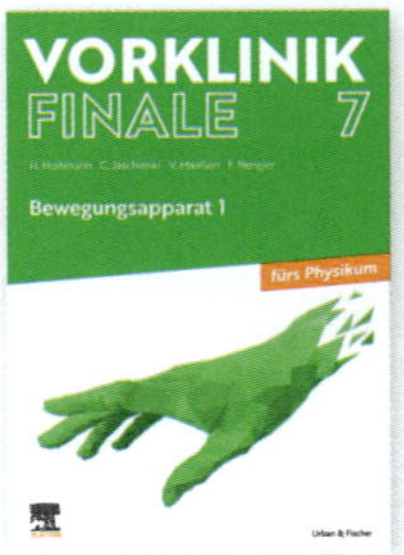

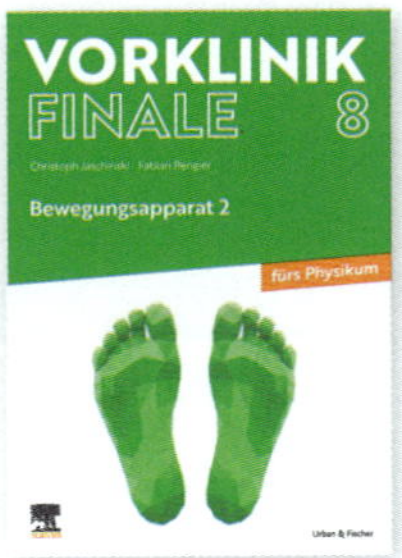

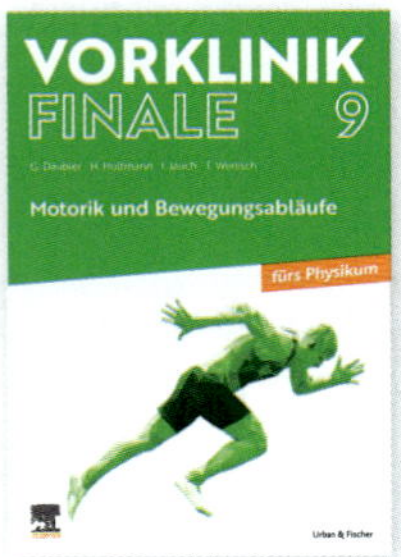

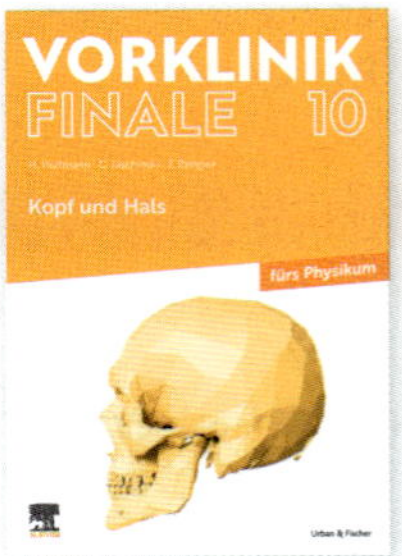

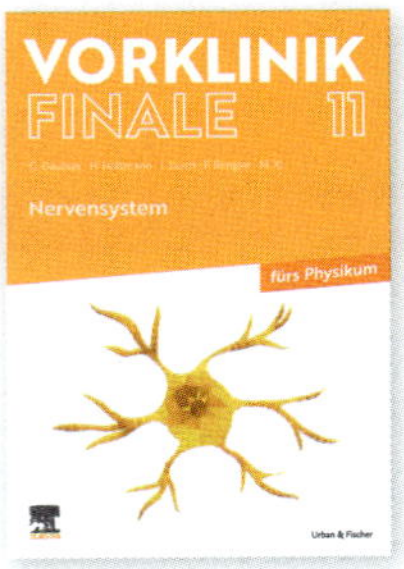

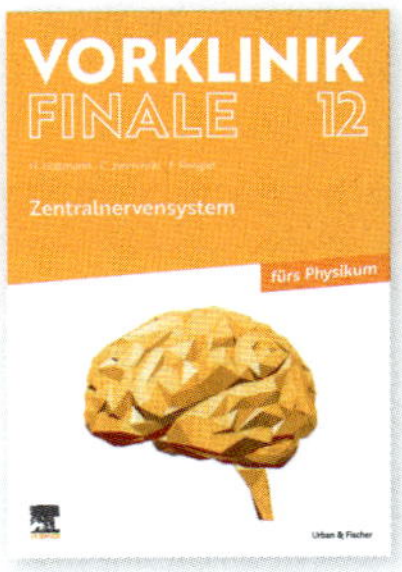

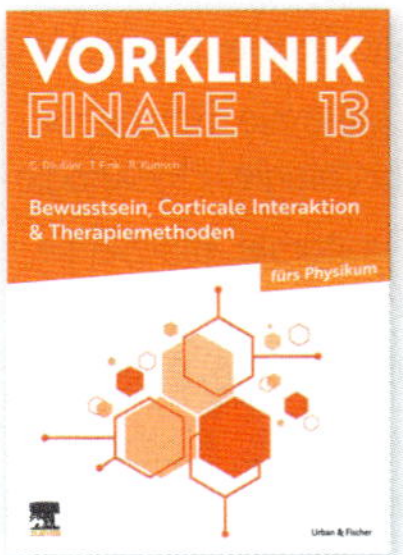

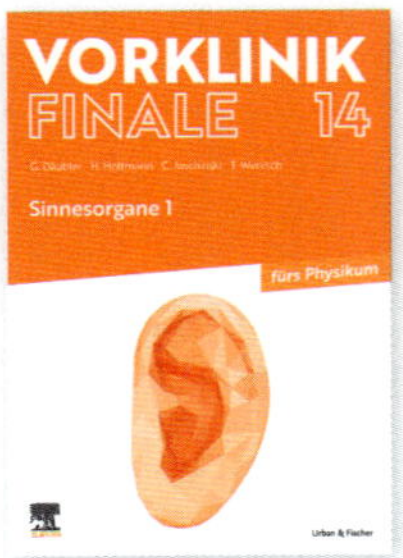

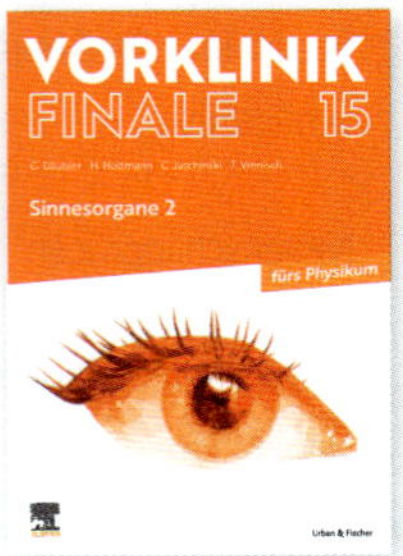

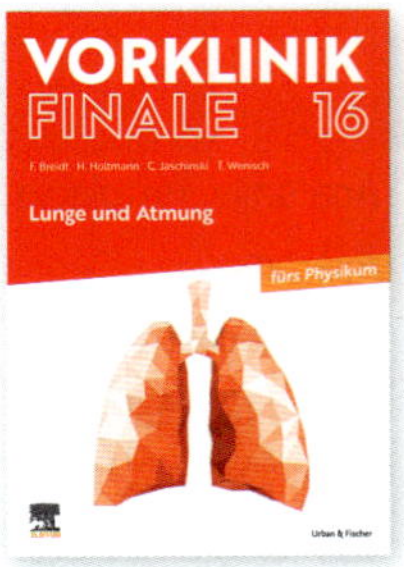

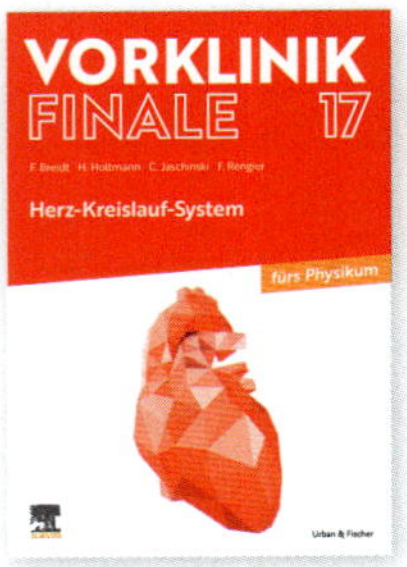

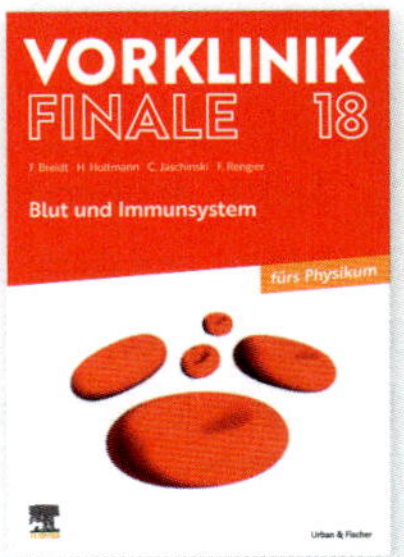

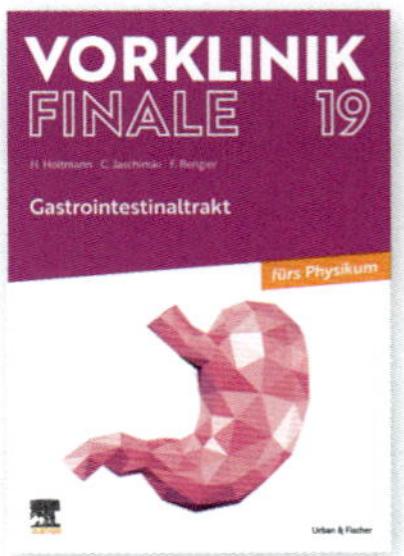

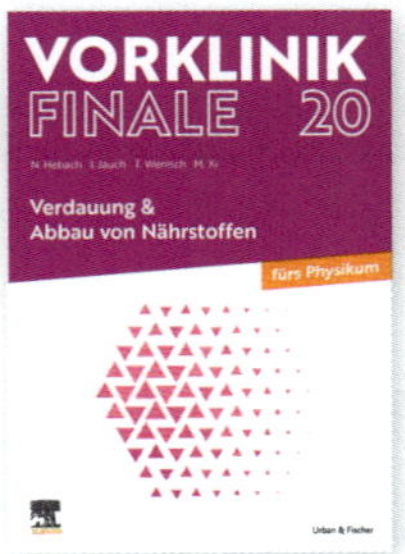

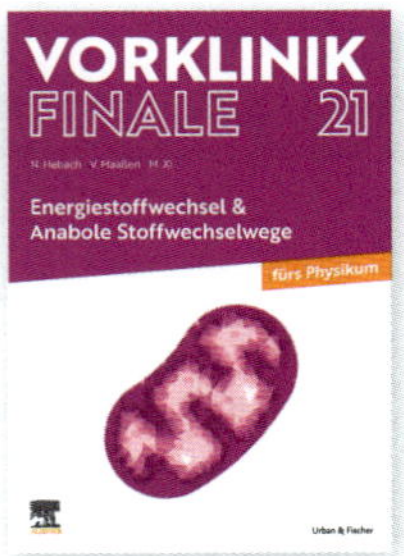

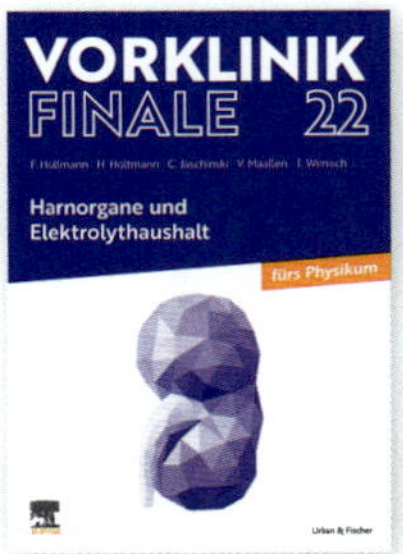

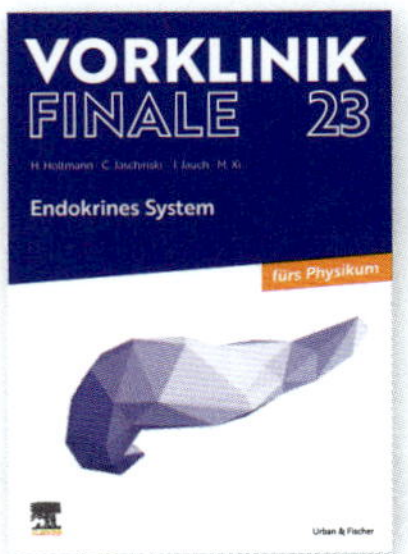

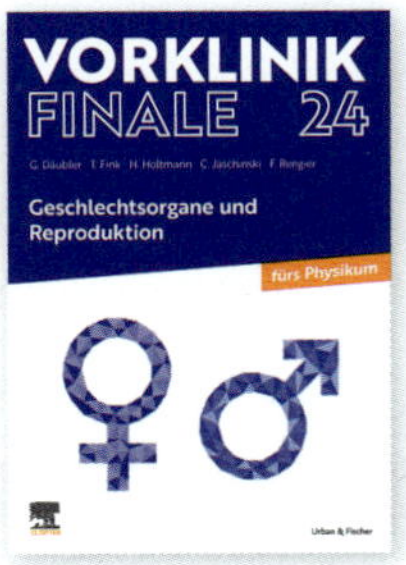

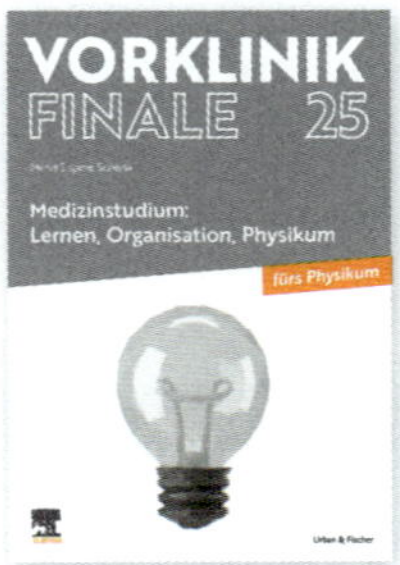

Gregor Däubler, Henrik Holtmann, Christoph Jaschinski,
Thomas Wenisch

Vorklinik Finale 14

Sinnesorgane 1

1. Auflage

ELSEVIER

Elsevier GmbH, Bernhard-Wicki-Str. 5, 80636 München, Deutschland
Wir freuen uns über Ihr Feedback und Ihre Anregungen an kundendienst@elsevier.com

ISBN 978-3-437-44245-2
eISBN 978-3-437-06340-4

Wichtiger Hinweis
Die medizinischen Wissenschaften unterliegen einem sehr schnellen Wissenszuwachs. Der stetige Wandel von Methoden, Wirkstoffen und Erkenntnissen ist allen an diesem Werk Beteiligten bewusst. Sowohl der Verlag als auch die Autorinnen und Autoren und alle, die an der Entstehung dieses Werkes beteiligt waren, haben große Sorgfalt darauf verwandt, dass die Angaben zu Methoden, Anweisungen, Produkten, Anwendungen oder Konzepten dem aktuellen Wissensstand zum Zeitpunkt der Fertigstellung des Werkes entsprechen.
Der Verlag kann jedoch keine Gewähr für Angaben zu Dosierung und Applikationsformen übernehmen. Es sollte stets eine unabhängige und sorgfältige Überprüfung von Diagnosen und Arzneimitteldosierungen sowie möglicher Kontraindikationen erfolgen. Jede Dosierung oder Applikation liegt in der Verantwortung der Anwenderin oder des Anwenders. Die Elsevier GmbH, die Autorinnen und Autoren und alle, die an der Entstehung des Werkes mitgewirkt haben, können keinerlei Haftung in Bezug auf jegliche Verletzung und/oder Schäden an Personen oder Eigentum, im Rahmen von Produkthaftung, Fahrlässigkeit oder anderweitig übernehmen.

Für die Vollständigkeit und Auswahl der aufgeführten Medikamente übernimmt der Verlag keine Gewähr.
Geschützte Warennamen (Warenzeichen) werden in der Regel besonders kenntlich gemacht (®). Aus dem Fehlen eines solchen Hinweises kann jedoch nicht automatisch geschlossen werden, dass es sich um einen freien Warennamen handelt.

Bibliografische Information der Deutschen Nationalbibliothek
Die Deutsche Nationalbibliothek verzeichnet diese Publikation in der Deutschen Nationalbibliografie; detaillierte bibliografische Daten sind im Internet über https://www.dnb.de abrufbar.

23 24 25 26 27 5 4 3 2 1

In ihren Veröffentlichungen verfolgt die Elsevier GmbH das Ziel, genderneutrale Formulierungen für Personengruppen zu verwenden. Um jedoch den Textfluss nicht zu stören sowie die gestalterische Freiheit nicht einzuschränken, wurden bisweilen Kompromisse eingegangen. Selbstverständlich sind **immer alle Geschlechter** gemeint.

Planung: Susanne Szczepanek
Projektmanagement: Elisabeth Märtz
Redaktion, Abbildungsmanagement: Heike Siebert/Michael Kraft, mimo-booxx|textwerk. – Büro für Verlagsdienstleistungen, Augsburg
„Jetzt bist du dran!"-Seiten: Sabrina Burdorf, Miriam Kirschhock, Merle Sophie Schenk
Rechteklärung: Ramona Mühlbauer, Lisa Neulinger
Herstellung: Hildegard Graf, Germering
Satz: abavo GmbH, Buchloe
Druck und Bindung: Drukarnia Dimograf Sp. z o. o., Bielsko-Biała/Polen
Umschlaggestaltung: SpieszDesign, Neu-Ulm
Titelfotografie: © coffeemill – stock.adobe.com

Aktuelle Informationen finden Sie im Internet unter **www.elsevier.de**

Herzlich willkommen bei Vorklinik Finale!

Hier findest du alle Inhalte, die du für das Physikum brauchst!

Egal ob du am Beginn des Medizinstudiums stehst oder schon kurz vor dem Physikum, ob du in einem Regel- oder Reformstudiengang studierst – Vorklinik Finale unterstützt dich beim effizienten Lernen und Überblick gewinnen!

Gliederung nach Organen:

Durch die Gliederung nach Organen bzw. Organsystemen stehen hier die Inhalte zusammen, die zusammengehören: Die Biochemie, Physiologie und Histologie der Muskeltypen – alles in einem Kapitel. Physik/Optik, Anatomie der Augen und Physiologie des Sehens – direkt aufeinander folgend. Das hat mehrere **Vorteile:**

- Zum einen wird viel deutlicher, warum du naturwissenschaftliche Grundlagen lernst.
- Zum anderen bereitet dich diese Darstellung optimal auf den klinischen Abschnitt und die ärztliche Tätigkeit vor.
- Und außerdem: Bei der Darstellung nach Fächern werden viele Inhalte doppelt dargestellt, damit die Inhalte einem logischen Aufbau folgen. Im Vorklinik Finale sind diese Inhalte bereits zusammengefasst, das erleichtert dir das Lernen! Selbstverständlich sind **alle** relevanten Inhalte der Fächer enthalten.

Das steckt drin:

Vorklinik Finale erläutert dir von Heft 1 bis Heft 6 wichtige Grundlagen – diese lassen sich keinem Organsystem zuordnen, da musst du leider durch! – und führt dich von Heft 7 bis Heft 24 einmal durch alle Organsysteme. **Heft 25 gibt dir wertvolle Tipps zum Lernen im vorklinischen Abschnitt und zur Vorbereitung auf das Physikum.** Schau doch mal rein!

Du kannst die Hefte auf unterschiedliche Art nutzen:

- Während des vorklinischen Abschnitts, um dir einen Überblick über den gesamten Lernstoff zu verschaffen und Inhalte einzuordnen.
- Während des vorklinischen Abschnitts, um schnell zu sehen, wie Inhalte aus den einzelnen Fächern bei einem bestimmten Organsystem zusammenkommen.
- Und natürlich zur Vorbereitung auf das Physikum.

Alles drin und Überblick garantiert!

Ganz vorne und ganz hinten im Heft findest du jeweils eine Gesamtübersicht, einmal nach Organen und einmal nach Fächern.

Wir wünschen dir viel Freude und Erfolg im Medizinstudium!

So nutzt du die Vorklinik-Finale-Hefte

Navigation

Du siehst am Anfang jedes Kapitels und Teilkapitels, welche Fächer enthalten sind:

Physik, Physiologie

Wie bereits erwähnt, gibt es ganz vorne und ganz hinten im Heft jeweils eine **Gesamtübersicht,** einmal nach Organen und einmal nach Fächern.

Diese Markierungen weisen auf wichtige Inhalte hin

MERKE
Hier erhältst du wichtige Tipps und Hinweise.

KLINIK
Hier findest du relevante klinische Inhalte.

FOKUS
Hier stehen klinische Inhalte aus dem Fokuserkrankungs-Netzwerk gemäß Entwurf des neuen NKLM. Sie wurden damit als besonders wichtig für den vorklinischen Abschnitt definiert, und wir empfehlen, sie besonders aufmerksam anzusehen!

Besonders prüfungsrelevante Inhalte sind gelb hinterlegt.

Aktives Lernen und Überblick behalten

CHECK-UP
Am Ende jedes Teilkapitels stehen einige Verständnisfragen zum Selbstcheck. Das vermeidet ein „Gelesen, aber nicht gelernt".

Jetzt bist du dran!

Überblick gewinnen

Diese Kästen findest du am Ende jedes Teilkapitels. Sie erinnern dich daran, dass du dir die Inhalte kurz zusammenfasst, so dass du dir Schritt für Schritt Überblick verschaffst. Die Stichwörter werden am Ende des Kapitels weiterverwendet (siehe unten).

Jetzt bist du dran!

Am Ende jedes Kapitels haben wir dir diese Seite zur Bearbeitung vorbereitet. Sie schlägt dir verschiedene Aufgaben vor, wie du den Inhalt noch einmal aktiv wiederholen kannst.

Zeichenaufgabe / Anregungen zur weiteren Wiederholung

Studierende höherer Semester geben euch Tipps, wie ihr wichtige Inhalte aktiv zu Papier bringt. Ideal zum Wiederholen, allein und in Lerngruppen, auch zur mündlichen Vorbereitung.

Überblick gewinnen

Du hast ja bereits am Ende jedes Unterkapitels einige Stichwörter notiert. Hier kannst du daraus eine Mindmap oder Liste erstellen und damit aktiv Überblick gewinnen.

Abbildungsnachweis

Der Verweis auf die jeweilige Abbildungsquelle befindet sich bei allen Abbildungen im Werk am Ende des Legendentextes in eckigen Klammern.

L106	Henriette Rintelen, Velbert
L107	Michael Budowick, Atlanta, USA
L190	Gerda Raichle, Ulm
L231	Stefan Dangl, München
L253	Dr. Wolfgang Zettlmeier, Barbing
R100	Urban & Fischer Verlag, München
S700	Sobotta-Archiv aus Paulsen/Waschke. Sobotta Atlas der Anatomie. 25. A. 2022 © Elsevier GmbH
S700-L284	M. Davidis aus Paulsen/Waschke. Sobotta Atlas der Anatomie. 25. A. 2022 © Elsevier GmbH
T1077	© Elsevier GmbH, München/Universitätsklinikum Düsseldorf

Fehler gefunden?

An unsere Inhalte haben wir sehr hohe Ansprüche. Trotz aller Sorgfalt kann es jedoch passieren, dass sich ein Fehler einschleicht oder fachlich-inhaltliche Aktualisierungen notwendig geworden sind. Sobald ein relevanter Fehler entdeckt wird, stellen wir eine Korrektur zur Verfügung. Mit diesem QR-Code gelingt der schnelle Zugriff.

https://else4.de/978-3-437-44245-2

Wir sind dankbar für jeden Hinweis, der uns hilft, dieses Werk zu verbessern. Bitte richten Sie Ihre Anregungen, Lob und Kritik an folgende E-Mail-Adresse: kundendienst@elsevier.com

Inhaltsverzeichnis

KAPITEL

Physik, Physiologie

1 Schwingung, Wellen, Akustik

1.1 Schwingung

Thomas Wenisch

Physik

1.1.1 Grundlagen

Eine **Schwingung** ist ein periodischer, d. h. ein sich wiederholender Vorgang. Breitet sich die Schwingung im Raum aus, entsteht eine **Welle.**

Ein System, bei dem der rückstellende Einfluss proportional zu seiner Abweichung aus der Ruhelage ist, führt eine **harmonische Schwingung** aus. Diese werden durch Sinus- oder Cosinusfunktionen beschrieben (> Abb. 1.1):

$$y_{(t)} = y_0 \cdot \sin(\omega \cdot t + \phi)$$

- $y_{(t)}$: Der Momentanwert der Schwingung, bei mechanischen Systemen auch **Elongation** (Auslenkung) genannt.
- y_0: Amplitude, der Maximalwert.
- T: Schwingungsdauer, die für eine Schwingung benötige Zeit. Der Zusammenhang mit der Frequenz f, also der Anzahl der Schwingungen pro Sekunde, ist $f = 1/T$.
- ω: Kreisfrequenz, mit $\omega = 2 \cdot \pi \cdot f$. Die Frequenz f wird in Hertz angegeben ($1\ \text{Hz} = 1\ \text{s}^{-1}$), die Kreisfrequenz aber immer in der Einheit s^{-1}.
- ϕ: Phasenwinkel; er gibt die Verschiebung zwischen zwei Schwingungen an.

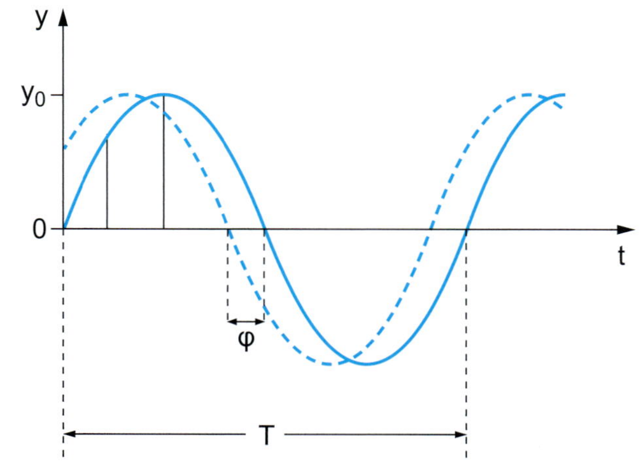

Abb. 1.1 Verlauf einer harmonischen Schwingung der Form $y_{(t)} = y_0 \cdot \sin(\omega \cdot t + \phi)$ [L253]

1.1.2 Energiebilanz, Dämpfung

Soweit Verluste durch Dämpfung vernachlässigt werden können, ist die Gesamtenergie des schwingenden Systems konstant. Periodisch wird eine Energieform in eine andere umgewandelt, z. B. kinetische in potenzielle Energie und umgekehrt.

In der Realität geht aber stets Energie verloren, z. B. durch Reibung oder Luftwiderstand. Die Schwingung ist gedämpft. In jeder neuen Periode ist die Amplitude etwas kleiner als in der vorangegangenen Periode.

Die Exponentialfunktion

$$y_{(t)} = y_0 \cdot e^{-\delta \cdot t}$$

beschreibt diesen **Abklingvorgang.** Die Konstante δ ist ein Maß für die **Dämpfung** des Systems.

Insgesamt ist die Zeitabhängigkeit einer gedämpften Schwingung

$$y_{(t)} = y_0 \cdot \sin(\omega \cdot t + \phi) \cdot e^{-\delta \cdot t}$$

1.1.3 Erzwungene Schwingung

Durch eine äußere periodische Kraft führt ein schwingungsfähiges System eine erzwungene Schwingung aus, z. B. beim periodischen Anstoßen einer Schaukel.

Die Auslenkung ist abhängig vom Verhältnis der Erregerfrequenz ω und der Eigenfrequenz ω_0 des Systems. Ist die Erregerfrequenz gleich der Eigenfrequenz des ungedämpften Systems, wächst dessen Amplitude theoretisch bis ins Unendliche.

Das **Mitschwingen** eines Systems wird als **Resonanz** bezeichnet.

1.1.4 Harmonische und anharmonische Oszillatoren

Das Federpendel, das Fadenpendel sowie der elektrische Schwingkreis führen **harmonische** Schwingungen durch. Sie werden auch als harmonische Oszillatoren bezeichnet. Sie machen nur einen kleinen Teil der in Natur und Technik auftretenden periodischen Vorgänge aus.

Beispiele für **anharmonische** Schwingungen sind die Ableitungen des EKG und EEG, die periodische, aber keine harmonischen Signale liefern.

CHECK-UP

- Erkläre die Begriffe Amplitude und Elongation.
- Wie hängen Schwingungsdauer, Frequenz und Kreisfrequenz einer Schwingung zusammen?

Jetzt bist du dran!

Überblick gewinnen

Notiere dir ca. 5 Stichwörter aus diesem Unterkapitel.

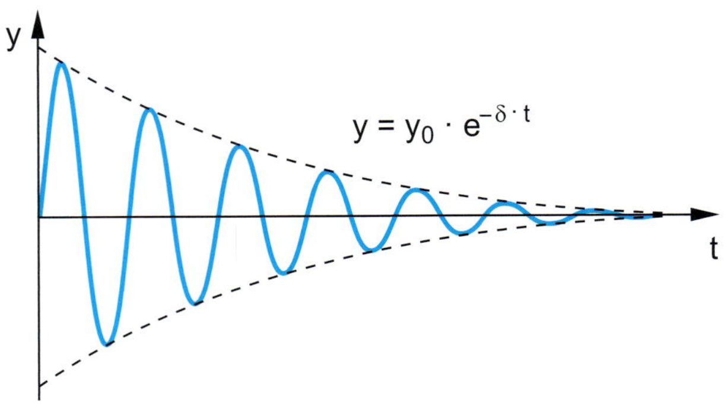

Abb. 1.2 Gedämpfte Schwingung [L253]

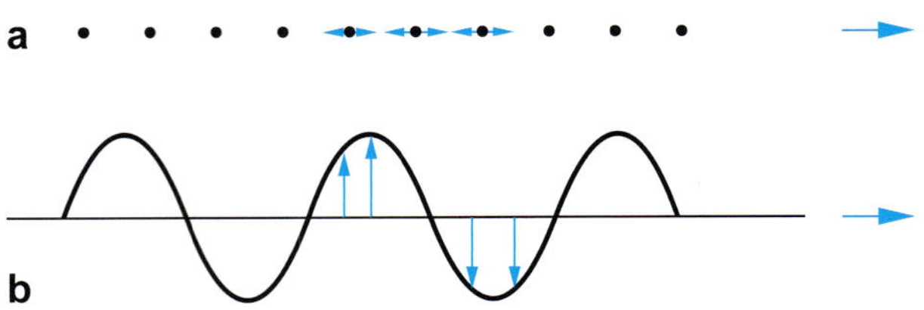

Abb. 1.3 Longitudinalwellen **(a)** und Transversalwellen **(b)** [L253]

1.2 Wellen

Thomas Wenisch

Physik

1.2.1 Grundlagen

Wenn ein schwingendes System seine Umgebung beeinflusst, breitet sich die Schwingung räumlich aus und es entstehen Wellen (➤ Abb. 1.2).

Es wird unterschieden zwischen Longitudinalwellen und Transversalwellen (➤ Abb. 1.3).

- **Longitudinalwellen** (Längswellen): Die Schwingungsrichtung ist entlang der Ausbreitungsrichtung der Welle. Beispiel: Schallwellen in einem Gas.
- **Transversalwellen** (Querwellen): Die Schwingungsrichtung ist senkrecht auf der Ausbreitungsrichtung der Welle. Beispiel: Wasserwellen.

MERKE

Das Produkt aus Wellenlänge und Frequenz ist gleich der **Ausbreitungsgeschwindigkeit** c einer Welle

$$c = \lambda \cdot f$$

Dies gilt für alle Arten von Wellen und in allen Ausbreitungsmedien.
In verschiedenen Stoffen breiten sich Wellen mit unterschiedlicher Geschwindigkeit aus.
Beim Übergang in ein anderes Medium bleibt die Frequenz einer Welle konstant, es ändert sich die Wellenlänge.

Bei der dreidimensionalen Ausbreitung einer Welle bilden sich Kugelwellen um das Erregungszentrum. Dabei wird stets auch Energie transportiert, die sich mit wachsender Entfernung auf einer Kugelschale verteilt.

Die **Intensität I** einer Welle ist als deren Energiestromdichte definiert. Ihre Einheit: W/m^2.

$$I = \frac{P}{4 \cdot \pi \cdot r^2}$$

Darin ist P die Leistung eines Strahlers.

MERKE

Die Intensität einer punktförmigen Strahlungsquelle nimmt mit dem Quadrat des Abstands von der Quelle ab.

$$I \sim \frac{1}{r^2}$$

Die Intensität einer Welle ist proportional zum Quadrat der Schwingungsamplitude.

1.2.2 Ausbreitung von Wellen

Bei der Ausbreitung von Wellen können verschiedene Phänomene auftreten:

- Interferenz
- Reflexion
- Stehende Wellen
- Brechung
- Beugung
- Streuung
- Dispersion
- Polarisation

Interferenz

Interferenz bezeichnet die Überlagerung von Wellen. Es addieren sich die einzelnen Wellenfunktionen. Treffen jeweils die Maxima oder die Minima zweier Wellen aufeinander, tritt eine Verstärkung ein. Trifft das Maximum der einen auf das Minimum der anderen Welle, schwächen sich beide Wellen ab.

Kohärente Wellen schwingen in gleicher Phase. Bei Überlagerung werden sie verstärkt.

Reflexion

Eine Welle wird von einer Grenzfläche zurückgeworfen.

Stehende Welle

Wenn eine Welle zwischen zwei Begrenzungen hin- und herreflektiert wird und diese Strecke ein Vielfaches der halben Wellenlänge ist, kann sich durch die Überlagerung von hin- und rücklaufender Welle eine stehende Welle bilden.

Die Minima und Maxima des Wellenfelds befinden sich dann stets am gleichen Ort.

Brechung

Die Ausbreitungsrichtung einer Welle ändert sich beim Übergang von einem in ein anderes Medium wie z. B. Luft, Wasser oder Glas.

Beugung

Huygens-Prinzip: An jedem Punkt eines Wellenfeldes – auch an den Kanten eines Hindernisses – entsteht eine Kugelwelle.

Eine Welle erreicht daher auch Bereiche hinter einem Hindernis, die bei einer vollkommen geradlinigen Ausbreitung abgeschattet würden: Die Welle „läuft ein wenig um die Ecke".

Streuung

Nach der **Absorption** einer Welle folgt eine **Emission,** bei der die Welle zufällig in eine andere Richtung ausgestrahlt wird. Wellen werden so aus ihrer ursprünglichen Richtung in andere Richtungen gestreut.

Dispersion

Dispersion bedeutet, dass die Ausbreitungsgeschwindigkeit von Wellen in einem Medium **frequenzabhängig** geschieht.

Polarisation

Für transversale Wellen (s. o.) ist jede Schwingungsrichtung senkrecht zur Ausbreitungsrichtung denkbar.

Bei einer **polarisierten Welle** ist eine Vorzugsrichtung ausgezeichnet, d. h., alle Wellenzüge schwingen in die gleiche Richtung.

- Bei **linearer Polarisation** bleibt diese Vorzugsrichtung konstant.
- Bei **zirkularer Polarisation** ändert sie sich mit dem Fortlaufen der Welle. Es kann dann weiter zwischen einer Drehung im (rechts) und gegen (links) den Uhrzeigersinn unterschieden werden.

CHECK-UP

- Was unterscheidet eine Welle von einer Schwingung?
- Worin unterscheiden sich Longitudinal- und Transversalwellen?
- Was versteht man unter Polarisation?
- Eine Welle läuft von einem Ausbreitungsmedium in ein anderes. Wie verhalten sich Geschwindigkeit, Wellenlänge und Frequenz?

Jetzt bist du dran!

Überblick gewinnen

Notiere dir ca. 5 Stichwörter aus diesem Unterkapitel.

1.3 Schallwellen

Thomas Wenisch

Physik

1.3.1 Schall

Schall: Frequenzbereich von **20–20.000 Hz.**

Frequenz < 20 Hz: **Infraschall,** Frequenz > 20 kHz: **Ultraschall.**

Eigenschaften des Schalls:

- Schallausbreitung ist nur in Materie möglich.
- In Gasen und Flüssigkeiten entstehen Longitudinalwellen durch das Hin- und Herschwingen der Teilchen.
- Schall transportiert Energie, aber keine Materie.

MERKE

Die **Schallgeschwindigkeit** hängt von den Eigenschaften des jeweiligen Mediums ab. Sie beträgt in:

- Luft (1013 mBar, 0 °C): 330 m/s; bei Raumtemperatur etwa 340–350 m/s
- Wasser (20 °C): 1480 m/s (näherungsweise für Berechnungen: 1500 m/s)

1.3.2 Schallintensität

Die Schallintensität L ist die wichtige Kenngröße eines Schallfelds. Synonym dazu werden auch diese Begriffe verwendet: **Schallpegel, Pegelmaß, Schallstärke, Schallintensitätspegel.**

Die Schallintensität L ist definiert über das Verhältnis der gemessenen Intensität I zu einer festgelegten Referenzintensität I_0.

$$L = 10 \cdot \log\left(\frac{I}{I_0}\right)$$

Diese Berechnung ergibt zwar eine dimensionslose Zahl, der Schallpegel wird aber in der Einheit **Dezibel (dB)** angegeben.

Zu beachten ist die Definition über den Logarithmus: Eine **Verdopplung** der Intensität entspricht lediglich einer Zunahme von **3 dB.**

Referenzintensität Als Referenzintensität I_0 ist die Intensität eines Tons der Frequenz 1000 Hz festgelegt, die der Reizschwelle des menschlichen Gehörs entspricht.

Hörschwelle Die Hörschwelle ist frequenzabhängig. Töne gleicher Intensität, aber verschiedener Frequenz, werden als unterschiedlich laut empfunden.

Phon Die Einheit **Phon** wurde zur Angabe der subjektiv wahrgenommenen Lautstärke eingeführt. Die Phonzahl eines Tons beliebiger Frequenz entspricht dem Schallpegel eines 1 kHz-Referenztons, der als gleich laut empfunden wird.

MERKE

Die folgenden **Intensitätsverhältnisse** werden häufig gefragt:

$$I = 2 \cdot I_0 \Rightarrow +3\,\text{dB}$$

$$I = 10 \cdot I_0 \Rightarrow +10\,\text{dB}$$

$$I = 100 \cdot I_0 \Rightarrow +20\,\text{dB}$$

1.3.3 Schalldruck

Der Schalldruck oder **Schallwechseldruck** ist die Amplitude der Druckschwankungen.

Die Intensität einer Schallwelle ist ein Maß für die transportierte Energie einer Welle. Sie ist proportional zum Quadrat der Druckamplitude, $I \sim P^2$.

$$L_p = 10 \cdot \log\left(\frac{p^2}{p_0^2}\right)$$

Anwendung der Rechenregel für Logarithmen $\log_a x^n = n \cdot \log_a x$ ergibt

$$L_p = 20 \cdot \log\left(\frac{P}{P_0}\right)$$

MERKE

Für den **Schalldruck** gelten folgende Pegelzunahmen:

$$P = 2 \cdot P_0 \Rightarrow +6\,\text{dB}$$

$$P = 10 \cdot P_0 \Rightarrow +20\,\text{dB}$$

$$P = 100 \cdot P_0 \Rightarrow +40\,\text{dB}$$

Es besteht eine Verwechslungsgefahr zwischen Schalldruck und Schallintensität. Bei Aufgaben muss sorgfältig auf die Angabe der gesuchten Größen geachtet werden.

Das Pegelmaß gilt grundsätzlich für alle Arten von Wellen. Auch die Verstärkung oder Dämpfung elektrischer Signale wird in dB angegeben.

1.3.4 Doppler-Effekt

Bewegen sich Sender und Empfänger einer Welle relativ zueinander, so nimmt der Empfänger eine Frequenzverschiebung wahr. Dieses Phänomen wird als **Doppler-Effekt** bezeichnet.

- Bewegen sich Sender und Empfänger aufeinander zu, wird eine gegenüber der Sendefrequenz f_0 erhöhte Frequenz wahrgenommen.
- Bewegen sich beide voneinander weg, wird eine erniedrigte Frequenz wahrgenommen.

Der Doppler-Effekt gilt für alle Arten von Wellen und somit auch für elektromagnetische Wellen.

CHECK-UP

- Welchen Frequenzbereich hat Schall?
- Wie groß ist die Schallgeschwindigkeit in Wasser und in Luft?
- Wie ändert sich der Pegel bei doppelter, 10-facher, 100-facher Schallintensität?
- Wie ändert sich der Pegel bei doppeltem, 10-fachem, 100-fachem Schalldruck?

Jetzt bist du dran!

Überblick gewinnen

Notiere dir ca. 5 Stichwörter aus diesem Unterkapitel.

1.4 Physiologische Akustik

Gregor Däubler

Physiologie

1.4.1 Akustische Wahrnehmung

Schwellenwerte

Schalldruckpegel

- **Intensitätsunterschiedsschwelle:** Die Unterschiedsschwelle für verschiedene Schalldrucke beträgt bei 40 dB 1 dB.
- **Hörschwelle:** Schalldruckpegel, der gerade noch wahrgenommen werden kann; liegt in der Regel bei **0 dB,** für manche Frequenzen auch darunter. Das entspricht einer Schallenergie von lediglich 10^{-16} W, die auf das Trommelfell einwirkt.
- Schmerzgrenze: liegt bei ca. **130 dB.**
- **Dynamikbereich:** wahrnehmbarer Schalldruckpegelbereich, geht von 0–130 dB.
- Hörschäden: langfristige Lärmbelastung führt ab Pegeln von 80 dB zu Hörschäden, ebenso kurzfristige Expositionen von 120 dB.

KLINIK

In Diskotheken werden Schalldruckpegel um 100 dB gemessen, das entspricht dem Lärm eines Presslufthammers aus 1 m Entfernung. Dieser Schalldruck reicht aus, um bei längerer Exposition dauerhafte Hörschäden hervorzurufen.

Frequenzbereich

- **Frequenzunterschiedsschwelle:** Die akustische Wahrnehmung besitzt im Vergleich mit anderen Sinnesorganen das höchste Auflösungsvermögen. Bei einer Frequenz von 1 kHz werden Abweichungen von 3 Hz, also 0,3 %, wahrgenommen.
- Der wahrnehmbare Frequenzbereich liegt etwa zwischen **20 Hz** und **20 kHz.** Eine Verdopplung der Frequenz entspricht einer **Oktavierung.**
- **Presbyakusis:** altersbedingte Schwerhörigkeit. Im Alter nimmt die Empfindlichkeit für hohe Frequenzen, v. a. für Frequenzen > 5 kHz, deutlich ab.

Lautstärkeempfinden

Die dB-Skala berücksichtigt nicht, dass Töne gleichen Schalldruckpegels bei unterschiedlichen Frequenzen unterschiedlich laut wahrgenommen werden. Um die subjektive Lautstärke psychophysikalisch zu beurteilen, wurde das **Phon** als Einheit eingeführt. Mittels Tonaudiogramm lassen sich Schalldrücke so variieren, dass verschiedene Frequenzen schließlich gleich laut wahrgenommen werden. Die resultierenden Kurven werden als **Isophone** bezeichnet (➤ Abb. 1.4). Dabei hat man willkürlich festgelegt, dass der Wert in Phon demjenigen Schalldruckpegel bei 1 kHz entspricht, der gleich laut wahrgenommen wird wie der Ton einer bestimmten Frequenz und eines bestimmten Schalldruckpegels.

Der funktionell bedeutsame **Hauptsprachbereich** ist der Frequenz- und Lautstärkebereich, in dem sich alle sprachlichen Äußerungen bewegen. In diesem Bereich besitzt das Ohr die höchste Schallempfindlichkeit. Er befindet sich etwa zwischen 2 und 5 kHz im Bereich von 40–70 Phon. Die Hörschwelle liegt bei 2 kHz bei 0 dB, jedoch bei 4 Phon.

MERKE

Nur bei einer Frequenz von 1 kHz entsprechen die dB- den phon-Werten.

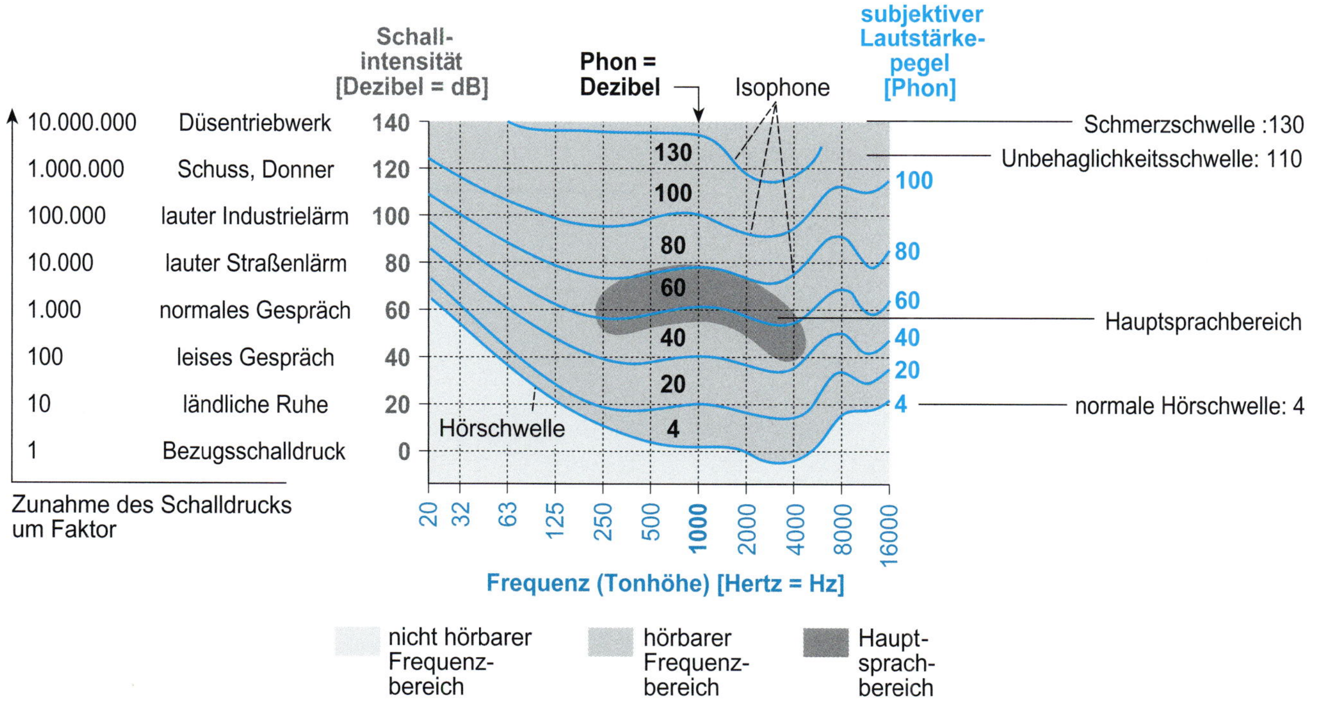

Abb. 1.4 Schalldruckpegel im Vergleich. Daneben ist das Resultat einer typischen Audiometrie mit Isophonkurven und eingezeichnetem Hauptsprachbereich dargestellt. [L106]

1.4.2 Testverfahren

Eine Reihe von subjektiven und objektiven Tests beurteilt das Hörvermögen. Subjektive Tests sind auf die aktive Mitwirkung und Ehrlichkeit des Patienten angewiesen. Für Kleinkinder, komatöse oder aus anderen Gründen nicht kooperative Patienten kommen daher nur objektive Testverfahren infrage.

Subjektive Testverfahren

Stimmgabeltest nach Weber Eine schwingende Stimmgabel wird auf den Scheitel aufgesetzt. Normalerweise wird der Ton auf beiden Ohren gleich laut gehört. Die Wahrnehmung des Tons verläuft nahezu ausschließlich über die Knochenleitung. Bei einer Mittelohrschädigung ist eine Lateralisation zur geschädigten Seite zu beobachten. Durch die Schalldeprivation ist das Innenohr sensitiviert und der Ton wird dort lauter wahrgenommen. Bei einer Innenohrschädigung wird der Ton zur gesunden Seite hin lateralisiert.

Stimmgabeltest nach Rinne Die Stimmgabel wird auf den Processus mastoideus aufgesetzt. Auch hier wird zuerst die Knochenleitung getestet. Es wird gewartet, bis der Ton ausgeklungen ist . Sobald der Patient nichts mehr hört, wird die Stimmgabel vor das Ohr gehalten. Normalerweise kann der Ton dann wieder gehört werden (positiv), da die Luftleitung aufgrund des Verstärkungseffekts der Gehörknöchelchen effektiver als die Knochenleitung ist. Wird der Ton hingegen nicht gehört (negativ), spricht das für eine Mittelohrschädigung. Mit einer Kombination aus diesen simplen Tests kann also bereits eine Innenohr- von einer Mittelohrschädigung differenziert werden.

Tonschwellenaudiometrie Bei der Tonschwellenaudiometrie werden dem Patienten via Kopfhörer unterschwellige Sinustöne vorgespielt, die in Frequenz und/oder Lautstärke der Wahrnehmungsschwelle angenähert werden, bis der Ton gehört wird. Um Verzerrungen zu vermeiden, besteht eine typische Audiometrie aus mehreren Aufnahmen, bei der die Wahrnehmungsschwelle von beiden Seiten bestimmt wird. Bei Innenohrschädigungen (z. B. Knalltrauma) resultiert eine charakteristische Absenkung der Isophonkurve bei ca. 4 kHz (C5-Senke). Neben der Luftleitung wird auch hier die Knochenleitung mithilfe elektromagnetisch ausgelöster Vibrationen überprüft.

Objektive Testverfahren

Hirnstammaudiometrie Analog zu VEP werden bei der Hirnstammaudiometrie (BERA, Brainstem evoked response audiometry) **akustische Potenziale** durch Klickreize hervorgerufen. Sie entstehen in der Cochlea und entlang der auditorischen Kerngebiete. Ihre Ableitung erfolgt durch Elektroden auf dem Scheitel und dem Mastoid. Wie bei den VEP müssen auch hier viele Aufnahmen gemittelt werden, um die akustischen Potenziale aus dem Grundrauschen des EEG herauszurechnen. Eine verminderte Amplitude spricht für einen Innenohrschaden oder eine Schädigung des N. cochlearis.

Oto-akustische Emissionen Um die Funktion der äußeren Haarzellen zu testen, kann man sog. Mikrofon-Potenziale bestimmen. Dabei werden Klickreize dargeboten, die durch den cochleären Verstärker der äußeren Haarzellen reproduziert werden. Das Geräusch, welches bei Kontraktion der äußeren Haarzellen entsteht, kann mit einem hoch sensiblen Mikrofon aufgezeichnet werden.

CHECK-UP

- Wie ist der Schalldruckpegel definiert?
- Worin besteht der Unterschied zwischen Schalldruck und Lautstärke?
- Wo befindet sich in etwa der Hauptsprachbereich?

Jetzt bist du dran!

Überblick gewinnen

Notiere dir ca. 5 Stichwörter aus diesem Unterkapitel.

Jetzt bist du dran!

Zeichenaufgabe

Welche Phänomene finden sich bei der Ausbreitung von Wellen? Erstelle eine Mindmap und notiere dir das Wichtigste zu jedem Phänomen.
Schreibe dir die Intensitätsverhältnisse des Schalls auf.
Erkläre das Prinzip der Schwingung. Was haben Dauer, Frequenz und Kreisfrequenz gemeinsam?

Anregungen zur weiteren Wiederholung

Wie kann das Hörvermögen getestet werden? Zeichne die Prinzipien der Tests.
Was ist der normale Hauptsprachenbereich? Welche Schwellenwerte gelten beim menschlichen Gehör?

Überblick gewinnen

Nutze deine gesammelten Stichwörter für eine Mindmap oder eine gegliederte Stichwortliste.

KAPITEL

2 Hör- und Gleichgewichtsorgan

Anatomie, Histologie

2.1 Entwicklung des Hör- und Gleichgewichtsorgans

Christoph Jaschinski

Anatomie

Äußeres Ohr (Auris externa) Gliedert sich in Ohrmuschel, äußeren Gehörgang und Trommelfell. Die Ohrmuschel entsteht aus 6 höckrigen Mesenchymwülsten (Tubercula auricularia, **Ohrhöcker**), die um die 1. Schlundfurche verteilt sind. Der äußere Gehörgang leitet sich aus der 1. Schlundfurche ab. Das Trommelfell entwickelt sich aus der 1. Schlundmembran.

Mittelohr (Auris media) Besteht aus Ohrtrompete, Paukenhöhle und Paukennebenhöhlen. Es bildet sich ebenfalls aus der 1. Schlundtasche. In der Paukenhöhle befinden sich die 3 Gehörknöchelchen: **Hammer** (Malleus), **Amboss** (Incus) und **Steigbügel** (Stapes). Malleus und Incus entstehen aus dem Meckel-Knorpel des 1. Schlundbogens. Der Stapes bildet sich aus dem Reichert-Knorpel des 2. Schlundbogens.

Innenohr (Auris interna) Besteht aus dem inneren Gehörgang und dem **häutigen Labyrinth** (Labyrinthus membranaceus), das sich bereits in der 4. EW zu entwickeln beginnt. Es enthält die Hör- und Gleichgewichtsorgane und bildet beidseits des Myelencephalons eine ektodermale Verdickung, die **Ohrplakode,** aus. Deren Wachstum wird durch die Chorda dorsalis und das paraxiale Mesoderm induziert. Die Ohrplakode stülpt sich im weiteren Verlauf der Entwicklung zum **Ohrbläschen** ein. Aus dem ventralen Anteil des Ohrbläschens entstehen Ductus cochlearis, Sacculus und Ductus reuniens. Aus dem dorsalen Anteil entwickeln sich Utriculus, Bogengänge sowie Ductus und Saccus endolymphaticus.

Das Ohrbläschen leitet zudem die Umwandlung des ihn umgebenden Kopfmesenchyms zur knorpeligen **Ohrkapsel** ein, die sich wiederum zum **knöchernen Labyrinth** (Labyrinthus osseus) verhärtet. An 3 Stellen unterbleibt die Ausbildung der knorpeligen Ohrkapsel, sodass diese Bereiche nicht verknöchern: am inneren Gehörgang, am runden Fenster und am ovalen Fenster.

KLINIK

Aurikularanhänge Entstehen während der Entwicklung überzählige Ohrhöcker, können diese beim Erwachsenen als rundliche Hautanhängsel rund ums Ohr imponieren.

Ohrfisteln Wenn die Verschmelzung der Ohrhöcker zur Ohrmuschel gestört ist, entstehen präaurikuläre Fisteln und Zysten, die zu **präotischen Abszessen** führen können.

CHECK-UP

- Was entsteht aus der 1. Schlundfurche?
- Woraus entwickelt sich der Stapes?
- Aus welcher anatomischen Vorgängerstruktur entsteht der Ductus cochlearis?

Jetzt bist du dran!

Überblick gewinnen

Notiere dir ca. 5 Stichwörter aus diesem Unterkapitel.

2.2 Äußeres Ohr

Christoph Jaschinski und Henrik Holtmann

Anatomie, Histologie

Das äußere Ohr **(Auris externa)** nimmt Schallwellen auf und leitet sie weiter. Zudem wirkt es aufgrund seiner starken Durchblutung in begrenztem Maße als Thermoregulator.

2.2.1 Ohrmuschel

Makroskopischer Aufbau

Die Ohrmuschel **(Auricula)** fängt wie ein Schalltrichter die Geräusche der Umgebung auf und leitet sie in den äußeren Gehörgang (➤ Abb. 2.1). Die Auricula besteht aus dem Ohrläppchen **(Lobulus auriculae)** und dem Muschelknorpel **(Cartilago auriculae),** der sich aus 2 ineinander verwundenen Windungen zusammensetzt und ein charakteristisches Relief formt.

Die größere, äußere Rundung bezeichnet man als **Helix.** Sie entspringt als Helixschenkel (Crus helicis) im Zentrum des Cartilago auriculae und unterteilt diesen in die kraniale **Cymba** und die kaudale **Cavitas concha.** Der Helixschenkel verdickt sich anterior zur Helix, die im Folgenden nahezu ringsum die Ohrmuschel umrandet und dabei die **Scapha** einschließt. Auf der anterioren Seite der Helix liegt die Spina helicis, an der die Ohrbänder und -muskeln inserieren. Unregelmäßig besitzt die Helix den sog. **Darwin-Höcker** (Tuberculum auriculare), welcher der Ohrspitze bei Säugetieren entspricht.

In Richtung der äußeren Gehörgangsöffnung (Porus acusticus externus) liegt die kleinere Gegenwindung, die **Antihelix,** die nach

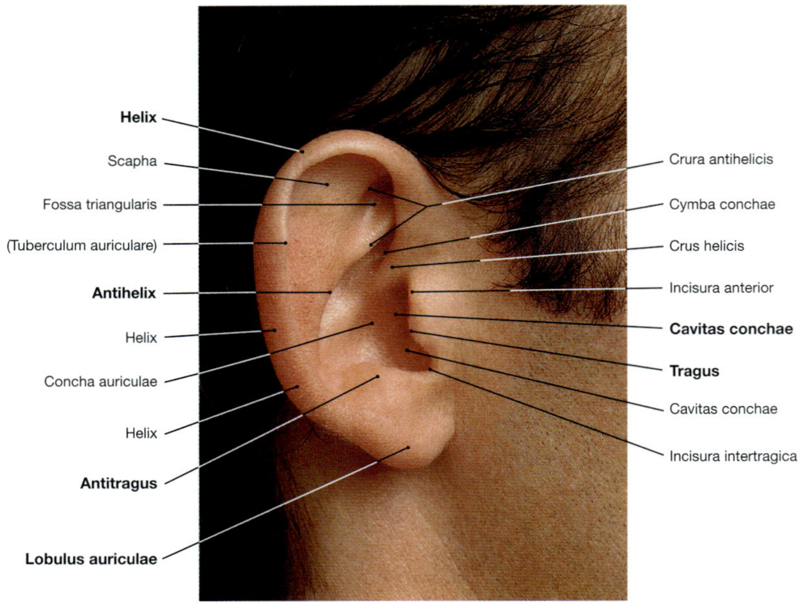

Abb. 2.1 Ohrmuschel (Sobotta-Archiv: Sobotta. Atlas der Anatomie des Menschen, div. Aufl., Elsevier Urban & Fischer) [S700]

kaudoventral zu **Antitragus** und **Tragus** ausläuft. Zwischen diesen liegt die Incisura intertragica, zwischen Helix und Antihelix die Fossa triangularis.

Bänder

Die Ohrmuschel wird von 3 Bändern fixiert:

- **Lig. auriculare anterius:** am Proc. zygomaticus des Os temporale befestigt
- **Lig. auriculare superius:** zieht von der Squama des Os temporale zur Ohrmuschel
- **Lig. auriculare posterius:** entspringt vom Proc. mastoideus des Os temporale

Muskeln

Bei den Ohrmuskeln **(Mm. auriculares)** lassen sich intrinsische und extrinsische Ohrmuskeln unterscheiden.

Die **intrinsischen Ohrmuskeln** untergliedern sich wiederum in intrinsische Muskeln, die auf der Lateralfläche der Ohrmuschel liegen (M. helicis major, M. helicis minor, M. tragicus und M. antitragicus) und solche, die auf der Medialfläche liegen (M. transversus auriculae und M. obliquus auriculae). Die intrinsischen Ohrmuskeln werden durch den N. facialis (VII) innerviert und stabilisieren das knorpelige Relief der Ohrmuschel.

Die **extrinsischen Ohrmuskeln** zählen zur mimischen Muskulatur (➤ Tab. 2.1). Sie sind beim Menschen sehr schwach ausgebildet, sodass sich die Ohren nur minimal bewegen lassen („Ohrenwackeln").

KLINIK

Infolge traumatischer Belastungen kann zwischen Knorpel und Knorpelhaut ein **Othämatom** entstehen, wodurch Knorpelgewebe abstirbt und durch derbes Bindegewebe ersetzt wird. Ohne Therapie mit Druckverband, Punktion oder – bei größeren Hämatomen – chirurgischer Spaltung entstehen charakteristische, knollenartige Auftreibungen, die man von Kontaktsportlern, z. B. Boxern oder Ringern, kennt **(Boxer- oder Ringerohren).**

Feinstruktur

Das Grundgerüst der Ohrmuschel besteht aus elastischem Knorpel. Durch wenig Bindegewebe ist der elastische Knorpel relativ fest mit der Haut verbunden, die die Ohrmuschel bedeckt. Jene Haut besteht aus mehrschichtig verhorntem Plattenepithel und trägt Haare, Schweiß- und Talgdrüsen.

2.2.2 Äußerer Gehörgang

Der äußere Gehörgang **(Meatus acusticus externus)** ist ca. 30–35 mm lang und leitet den aufgefangenen Schall ans Trommelfell weiter. Durch seinen gekrümmten Verlauf schützt er das Trommelfell vor äußeren Verletzungen. Daher muss bei einer Ohrspiegelung **(Otoskopie)** die Ohrmuscheln nach hinten oben gezogen werden, um einen bestmöglichen Blick auf das Trommelfell zu erhalten.

Der Meatus acusticus externus optimiert durch seine Eigenresonanz die Schallübertragung im Bereich von 2000–4000 Hz um ca. 20 dB. Dadurch ist das menschliche Gehör in diesem Frequenzbereich besonders empfindlich.

Tab. 2.1 Extrinsische Ohrmuskeln im Überblick

Name	Lage	Innervation	Funktion
M. auricularis anterior	Zieht von der Kopfschwarte (Galea aponeurotica) zur Vorderseite der Ohrmuschel (Spina helicis)	N. facialis (VII)	Schwach ausgeprägte Stellmuskeln
M. auricularis superior	Zieht von der Galea aponeurotica zur Oberseite der Ohrmuschel		
M. auricularis posterior	Zieht von der Galea aponeurotica zur Rückseite der Ohrmuschel		

Der äußere Gehörgang gliedert sich in einen äußeren knorpeligen Teil **(Meatus acusticus externus cartilagineus)** und einen inneren knöchernen Teil **(Meatus acusticus externus osseus)** gliedern. Beide Teile sind ca. 14 mm lang. Am Übergang vom knorpeligen zum knöchernen Abschnitt hat der äußere Gehörgang eine Enge.

MERKE

Der Gehörgang wird von einem fest mit dem Periost verwachsenen Epithel ausgekleidet. Aufgrund der fehlenden Unterhaut können deshalb schon kleine Schwellungen zu erheblichen Spannungen führen und äußerst schmerzhaft sein.

Der äußere Gehörgang ist ebenfalls mit Haut ausgekleidet. Er trägt vereinzelt Haare, Talgdrüsen und spezielle apokrine Drüsen, die **Gll. ceruminosae.** Das Sekret dieser Drüsen bildet gemeinsam mit dem der Talgdrüsen und abgeschilferten Epithelien das **Zerumen** (Ohrenschmalz), das den äußeren Gehörgang vor Austrocknung und Infektionen schützt. Die äußeren zwei Drittel des äußeren Gehörgangs werden von elastischem Knorpel das innere Drittel von formgebendem Knochen unterfüttert.

2.2.3 Trommelfell

Das perlmuttfarbene Trommelfell **(Membrana tympanica)** ist eine ca. 0,06 mm dünne Membran zwischen Außen- und Mittelohr. Es leitet die Schallwellen auf die Gehörknöchelchenkette über. Die Membrana tympanica besitzt eine nach außen geneigte, ovale Form, die in etwa eine Fläche von 70–80 mm^2 einnimmt.

Über einen Faserknorpelring **(Anulus fibrocartilagineus)** ist das Trommelfell fast vollständig in den Sulcus tympanicus des Os tympanicum eingelassen. Dadurch ist der größte Teil des Trommelfells straff gespannt **(Pars tensa).** Im kranialen Bereich fehlt diese faserknorpelige Einbettung im Knochen, sodass hier das Trommelfell schlaff ist **(Pars flaccida, Shrapnell-Membran).**

MERKE

Das Trommelfell wird definitionsgemäß durch 2 gedachte Geraden in 4 Quadranten unterteilt.
Die Senkrechte zieht durch den Grifffortsatz des Hammers **(Manubrium mallei),** der mit dem Trommelfell fest verwachsen ist und auf diesem einen Längsstreifen, die **Stria mallearis,** hervorruft.
Die Waagrechte verläuft im 90°-Winkel dazu durch die Hammergriffsitze **(Umbo).** Die Quadranten werden im Uhrzeigersinn durchnummeriert.
Bei der Otoskopie erscheint auf dem Trommelfell typischerweise ein Lichtreflex im vorderen unteren Quadranten (II). Durch die Lage des Lichtreflexes lässt sich auf die Stellung und Spannung des Trommelfells schließen.

KLINIK

Eiterungen, z. B. bei einer Mittelohrentzündung **(Otitis media),** brechen meist durch die schlaffe Pars flaccida in den äußeren Gehörgang. Bleibt eine Spontanperforation aus, kann in den vorderen unteren Quadranten (II) des Trommelfells eingeschnitten werden, um Eiter abfließen zu lassen **(Parazentese).** Man wählt diesen Bereich des Trommelfells, um die Gehörknöchelchen nicht zu gefährden. Der Einstich verheilt gewöhnlich innerhalb weniger Tage.

Auf dem Trommelfell imponieren beidseits die Hammerfalten **(Plicae malleolares anterior et posterior).** Sie werden durch die Paukensaite **(Chorda tympani)** aufgeworfen, welche die Geschmacksinformationen der vorderen zwei Drittel der Zunge übermitteln.

CHECK-UP

- Beschreibe das Relief der Ohrmuschel!
- Was ist die Besonderheit des Gehörgangepithels?
- Beschreibe die Systematik, nach der das Trommelfell unterteilt wird!
- Wo liegt bei einer Otoskopie typischerweise der Lichtreflex auf dem Trommelfell?

Die Grenze zum Mittelohr bildet die **Membrana tympanica** (Trommelfell). Diese setzt sich von außen nach innen zusammen aus:

- **Str. cutaneum:** Hautschicht
- **Str. fibrosum:** Bindegewebe mit reichlich kollagenen und elastischen Fasern
- **Str. mucosum:** eine Schicht flaches Plattenepithel

Jetzt bist du dran!

Überblick gewinnen

Notiere dir ca. 5 Stichwörter aus diesem Unterkapitel.

2.3 Mittelohr

Christoph Jaschinski

Anatomie

Das Mittelohr **(Auris media)** besteht aus der Paukenhöhle, den Paukennebenhöhlen sowie der Ohrtrompete.

2.3.1 Paukenhöhle

In der Paukenhöhle **(Cavitas tympani)** befinden sich die Gehörknöchelchen, welche die auf das Trommelfell auftreffenden Schallwellen zum Innenohr weiterleiten. Die Paukenhöhle hat einen Durchmesser von ca. 3 mm.

Von besonderer klinischer Relevanz sind die Begrenzungen der Paukenhöhle:

- **Tegmen tympani:** bildet das Dach der Paukenhöhle und gleichzeitig die Grenze zur mittleren Schädelgrube
- **Paries labyrinthus:** bildet die mediale Wand der Paukenhöhle und die laterale Wand des Labyrinths. In der Paries labyrinthus sind das ovale **(Fenestra vestibularis)** und das runde Fenster **(Fenestra cochleae)** eingelassen. Der Steigbügel verschließt ge-

meinsam mit dem Lig. anulare stapediale das Fenestra vestibularis. Das Fenestra cochleae ist durch die Membrana tympanica secundaria verschlossen. Zwischen den Fenstern liegt das Promontorium tympani, ein Höcker, der durch die basale Schneckenwindung hervorgerufen wird.
- **Paries jugularis:** bildet den Boden der Paukenhöhle. Kaudal verläuft die V. jugularis interna.
- **Paries membranaceus:** anderer Begriff für Trommelfell. Bildet die laterale Wand der Paukenhöhle.
- **Paries mastoideus:** bildet die posteriore Wand der Paukenhöhle. Über den Aditus ad antrum mastoideum können die Paukennebenhöhlen im Proc. mastoideus erreicht werden. Unterhalb des Aditus liegt eine Knochenlamelle, die Eminentia pyramidalis, von welcher die Sehne des M. stapedius entspringt.
- **Paries caroticus:** bildet die anteriore Wand der Paukenhöhle. Hier mündet die Ohrtrompete in die Paukenhöhle (Ostium tympanicum tubae auditivae). Oberhalb des Ostium tubae auditivae liegt der Semicanalis m. tensoris tympani. Direkt hinter der Paries caroticus verläuft die A. carotis interna.

KLINIK

Eine schwere eitrige Mittelohrentzündung **(Otitis media)** kann sich durch die z. T. sehr dünnen Knochenlamellen der Paukenhöhle in benachbarte Strukturen ausbreiten. Dies kann zu lebensgefährlichen Komplikationen führen, z. B. wenn Keime das Tegmen tympani (→ Gehirnhautentzündung) oder die Paries jugularis (→ Venenthrombose) durchdringen.

Die Cavitas tympani lässt sich von kranial nach kaudal in 3 Ebenen untergliedern:
- **Epitympanon:** beschreibt den Raum zwischen Tegmen tympani und Oberrand des Trommelfells. Hat die Form einer kuppelförmigen Ausbuchtung, daher auch als Recessus epitympanicus bezeichnet. Hier liegen Hammerkopf und Ambosskörper. Ist über den Aditus ad antrum mastoideum mit den Mastoidzellen (Cellulae mastoideae) verbunden.
- **Mesotympanon:** bildet den größten Teil der Paukenhöhle und bezeichnet den Raum zwischen Membrana tympanica und Labyrinth.
- **Hypotympanon:** Raum zwischen dem Unterrand des Trommelfells und dem Boden der Paukenhöhle. Hier ragt als Prominentia styloidea die Wurzel des Proc. styloideus ossis temporalis empor.

Die **Paukenhöhle (Cavitas tympanica)** ist mit einschichtig flachem bis isoprismatischem Epithel ausgekleidet. Unter dem Epithel befindet sich eine dünne Lamina propria mit einem Blutkapillarplexus und Lymphkapillaren. Sie verbindet das Epithel fest mit dem darunterliegenden Knochen. In der Paukenhöhle befindet sich darüber hinaus die Gehörknöchelchenkette sowie an diese ansetzende Muskeln (➤ Kap. 2.3.4).

2.3.2 Paukennebenhöhlen

Die Paukennebenhöhlen entstehen durch das postnatale Einwachsen von Schleimhaut aus der Paukenhöhle in das umgebende Knochengewebe. Die Entstehung ist mit der Entwicklung der Nasennebenhöhlen vergleichbar. Die wichtigsten Paukennebenhöhlen sind die **Celllulae mastoideae** im Proc. mastoideus des Os temporale.

2.3.3 Ohrtrompete

Die Ohrtrompete **(Tuba auditiva, Eustachi-Röhre)** ist ca. 4 cm lang und besteht aus 2 Anteilen:
- **Pars cartilaginea:** knorpeliger ⅔-Anteil; schließt sich nach kaudal der Pars ossea an und läuft wulstartig im Nasopharynx zum **Torus tubarius** aus
- **Pars ossea:** knöcherner ⅓-Anteil; verläuft in unmittelbarer Nachbarschaft zum Semicanalis m. tensoris tympani und der A. carotis interna im Schläfenbein; mündet ins anteriore Mesotympanon

Über die Ohrtrompete ist das Mittelohr mit dem Nasopharynx verbunden, sodass sich der Luftdruck im Mittelohr dem äußeren Atmosphärendruck anpasst. Dies ist für die Beweglichkeit des Trommelfells und somit für die Schallweiterleitung von entscheidender Bedeutung. Die Tuba auditiva lässt sich sowohl passiv als auch aktiv öffnen:
- Passive Öffnung erfolgt beim Schlucken durch die Gaumensegelmuskulatur: M. tensor veli palatini, M. levator palitini et M. salpingopharyngeus
- Aktive Öffnung auszulösen durch das:
  - **Valsalva-Manöve:** ausatmen gegen verschlossenen Mund und Nase
  - **Toynbee-Manöver:** achlucken bei verschlossenem Mund und Nase

Die Paukenhöhle hat über das bindegewebige ovale und runde Fenster Anschluss an das Innenohr und an der medialen Wand an die **Tuba auditiva.** Die Tuba auditiva ist mit respiratorischem Epithel ausgekleidet und hat einen Mantel aus quer gestreifter Muskulatur. Sie dient dem Druckausgleich zwischen Epipharynx und Paukenhöhle.

2.3.4 Gehörknöchelchen

Die Gehörknöchelchen **(Ossicula auditus)** bilden zusammen eine dreigliedrige Knochenkette und leiten den Schall vom Trommelfell zum Fenestra vestibuli. Sie übertragen aber den Schall nicht nur, sondern sie verstärken ihn auch. Zum einen geschieht dies durch die **Hebelwirkung** zwischen den einzelnen Gehörknöchelchen (2-fache Verstärkung) und zum anderen durch den **Flächenunterschied** zwischen Trommelfell und Fenestra vestibuli (20-fache Verstärkung). Des Weiteren wandeln die Ossicula auditus die auf das Trommelfell auftreffenden Schallwellen in mechanische Impulse des Steigbügels um **(Impedanzwandlung).** Dadurch verhindern sie, dass die Schallwellen an der Paries labyrinthus nahezu vollständig reflektiert werden.

Hammer

Der Hammer **(Malleus)** ist fest mit dem Trommelfell verwachsen und bildet mit dem Amboss ein Sattelgelenk **(Art. incudomallearis),** das allerdings funktionell durch eine straffe Gelenkkapsel zur Amphiarthrose versteift ist. Der Malleus lässt sich unterteilen in:
- **Caput mallei**
- **Collum mallei**
- **Manubrium mallei**
- **Processus anterior et lateralis**

Tab. 2.2 Muskeln der Gehörknöchelchen

Name	Verlauf	Innervation	Funktion
M. tensor tympani	Zieht vom Cartilago tubae auditivae und Semicanals m. tensoris tympani zum Manubrium mallei	N. mandibularis (V_3)	• Spannt das Trommelfell und versteift die Gehörknöchelchenkette • **Verbesserung der Schallübertragung**
M. stapedius	Zieht von der Eminentia pyramidalis zum Caput stapedis	N. facialis (VII)	• Kippt den Steigbügel im ovalen Fenster • **Abdämpfung der Schallübertragung**

Es ziehen 3 Bänder zum Malleus:

- **Lig. mallei anterius:** verankert den Processus anterius an der Fissura petrotympanica
- **Lig. mallei laterale:** zieht vom Collum mallei zur Incisura tympanica
- **Lig. mallei superius:** verankert den Caput mallei am Tegmen tympani; ist häufig zu einer Schleimhautfalte, der Plica mallei superius, verkümmert

Amboss

Der Amboss **(Incus)** ist mit dem Steigbügel über ein flaches Kugelgelenk **(Art. incudostapedialis)** verbunden, das ebenso nur einen geringen Bewegungsumfang hat. Der Incus besteht aus:

- **Corpus incudis:** ist über das Lig. incudis superius am Tegmen tympani fixiert
- **Crus breve:** zu ihm zieht das Lig. incudis posterior vom Bereich unterhalb des Aditus ad antrum
- **Crus longum**

Steigbügel

Der Steigbügel **(Stapes)** ist über das **Lig. anulare stapediale** bindegewebig im Fenestra vestibularis befestigt und überträgt als letztes Glied der Gehörknöchelchenkette die Schallwellen aufs Innenohr. Der Stapes gliedert sich in:

- **Caput stapedis.**
- **Crures anterius et posterius:** Zwischen den Crures spannt sich die Membrana stapedialis auf.
- **Basis stapedis.**

Muskeln

Die Muskeln der Gehörknöchelchen **(Mm. ossiculorum auditu,** ➤ Tab. 2.2) können die Schallübertragung modifizieren.

KLINIK

Bei einer Schädigung des **N. facialis** kann es zum Ausfall des M. stapedius kommen. Dadurch werden auftreffende Schallwellen weniger abgeschwächt, sodass Betroffene laute Geräusche als besonders laut und unangenehm empfinden **(Hyperakusis).**

CHECK-UP

- Nenne die Begrenzungen der Paukenhöhle!
- Welche Funktionen besitzen die Gehörknöchelchen?
- Welcher Nerv innerviert den M. tensor tympani?

Jetzt bist du dran!

Überblick gewinnen

Notiere dir ca. 5 Stichwörter aus diesem Unterkapitel.

2.4 Innenohr

Henrik Holtmann und Christoph Jaschinski

Histologie, Anatomie

Das Innenohr ist der Sitz der eigentlichen Hör- und Gleichgewichtsorgane. In einer Aussparung der Felsenbeinpyramide liegen diese wie in einem Labyrinth verteilt in mehreren Kammern. Im Zentrum jeder Kammer befindet sich ein schlauchförmiges, mit **Endolymphe** gefülltes Hohlraumsystem **(Endolymphraum, häutiges Labyrinth),** das zum angrenzenden Knochen von **Perilymphe** umflossen wird **(Perilymphraum, knöchernes Labyrinth).**

2.4.1 Aufbau

Das Innenohr **(Auris interna)** besteht aus dem inneren Gehörgang **(Meatus acusticus internus)** und dem Labyrinth. Das Labyrinth setzt sich aus einem häutigen **(Labyrinthus membranaceus)** und einem knöchernen Labyrinth **(Labyrinthus osseus)** zusammen, wobei das knöcherne Labyrinth das häutige umgibt.

Der Raum zwischen den Labyrinthen ist mit **natriumreicher Perilymphe** gefüllt, die sich aus dem Subarachnoidalraum speist und über den **Ductus perilymphaticu,** der durch den knöchernen **Cana liculus cochleae** läuft, im Bereich der Scala tympani mündet. Die Zusammensetzung der Perilymphe entspricht bis auf einen erhöhten Proteingehalt in etwa der des Liquor cerebrospinalis. Funktionell lässt sich das Innenohr in 3 Teile gliedern (➤ Abb. 2.2):

- **Schnecke** (Cochlea)**:** bildet den vorderen Abschnitt des Innenohrs und enthält das Hörorgan (Organum spirale, **Corti-Organ**)
- **Sacculus** und **Utriculus:** liegen zwischen Schnecke und Bogengängen und sind für die Empfindung von geradlinigen Bewegungen und Beschleunigungen zuständig

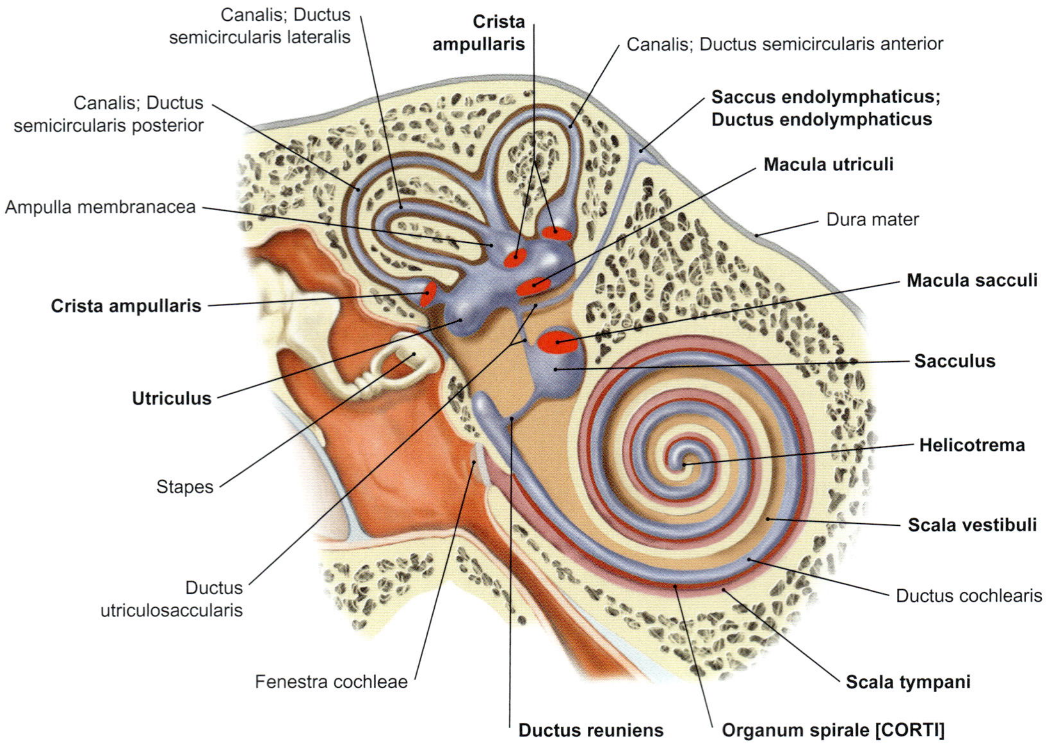

Abb. 2.2 Schematische Darstellung des Labyrinthus membranaceus, Längsschnitt durch das Felsenbein, Ansicht von vorne (M. Davidis aus Paulsen/Waschke. Sobotta Atlas der Anatomie. 25. A. 2022 © Elsevier GmbH) [S700-L284]

- **Bogengänge** (Ductus semicirculares)**:** bilden den hinteren Abschnitt des Innenohrs und nehmen Drehbewegungen und -beschleunigungen wahr

2.4.2 Endolymphraum

Durch Tight junctions verbundene Epithelzellen dichten den Endolymphraum ab. Sie liegen einer kontinuierlichen, für Perilymphe durchlässigen Basallamina auf. Die im Endolymphraum befindliche Endolymphe hat ähnlich wie Intrazellularflüssigkeit eine hohe K^+- und eine niedrige Na^+-Konzentration. Sie wird überwiegend von der Stria vascularis der Schnecke sowie dem Planum semilunatum in den Bogengängen gebildet und fließt über den **Ductus endolymphaticus** in den **Saccus endolymphaticus** des Epiduralraums ab, wo sie resorbiert wird.

2.4.3 Perilymphraum

Der Perilymphraum ist mit mesothelartigen Fibroblasten ausgekleidet. Die ihn durchströmende Perilymphe ähnelt der extrazellulären Flüssigkeit. Der Perilymphraum hat über den Ductus perilymphaticus Verbindung zum liquorgefüllten Subarachnoidalraum.

Der Perilymphraum ist zwar ein einziger durchgehender Raum, erweitert sich aber zu morphologischen Räumen, die eigene Bezeichnungen tragen. So ist der zentrale Teil des Perilymphraums das Vestibulum, welches über das ovale Fenster Kontakt zur Steigbügelplatte hat. Im Vestibulum steht auch das Gleichgewichtsorgan über den endolymphatischen **Ductus reuniens** mit dem Hörorgan in Kontakt.

2.4.4 Schnecke

Die Schnecke **(Cochlea)**ist wie das gesamte Innenohr aus den bindegewebigen Strukturen des Labyrinthus membranaceus und den umgebenden knöchernen Strukturen des Labyrinthus osseus zusammengesetzt.

Die knöcherne Schneckenbasis **(Basis cochleae)** zeigt in Richtung des inneren Gehörgangs und die knöcherne Schneckenspitze **(Cupula cochleae)** weist nach anterior-lateral-kaudal. Von der Basis cochleae zur Cupula cochleae windet sich der Schneckenkanal **(Canalis spiralis cochleae)** 2 ½-mal um seine knöcherne Achse.

Die knöcherne Achse der Schnecke wird als Schneckenspindel **(Modiolus)** bezeichnet. Der Modiolus besitzt einen knöchernen Vorsprung, die **Lamina spiralis ossea,** welche als Ursprung für die Basilarmembran dient. Der Modiolus enthält zudem Gefäße und das Ganglion cochleare (Ganglion spirale), in dem sich Perikarya des N. cochlearis befinden.

Die bindegewebige Schnecke liegt in Form eines aufgerollten, blind endenden Schlauchs im Canalis spiralis cochleae. Sie beginnt als **Caecum vestibulare** und endet als **Caecum cupulare.** Im Querschnitt lassen sich 3 Abschnitte des Canalis spiralis cochleae unterscheiden:

- **Vorhoftreppe (Scala vestibuli):** oberster Abschnitt; grenzt an das Fenestra vestibuli; leitet die durch den Impuls des Stapes im Fenestra vestibuli ausgelösten Schwingungen von der Basis cochleae zur Cupulae cochleae weiter; ist mit Perilymphe gefüllt.
- **Schneckengang (Ductus cochlearis, Scala media)**: liegt zwischen den Scalae vestibuli et tympani. Die Epithelien des Ductus cochlearis (Stria vascularis) produzieren gemeinsam mit den Sinnesepithelien von Sacculus, Utriculus und Bogengängen die **kaliumreiche Endolymphe.** Die Endolymphe füllt das gesamte Labyrinthus membranaceus aus. Sie fließt über den Duc-

tus endolymphaticus, der durch den knöchernen Aquaeductus vestibuli zieht, in den im Epiduralraum gelegenen Saccus endolymphaticus. Hier wird die Endolymphe resorbiert. Die Zusammensetzung der Endolymphe entspricht der des intrazellularen Milieus. Der Ductus cochlearis ist über die **Reissner-Membran** von der Scala vestibuli abgetrennt. Lamina spiralis ossea und **Basilarmembran** (Lamina basilaris) trennen den Ductus cochlearis von der Scala tympani. Auf der Lamina basilaris sitzt das Organum spirale. Der Ductus cochlearis ist zur Seite hin durch das Lig. spirale begrenzt.
- **Paukentreppe (Scala tympani)**: unterster Abschnitt. An der Cupulae cochleae geht die Scala vestibuli in sie über. Diese Verbindung bezeichnet man als **Helicotrema.** Ausleitung der Schallwellen zum Fenestra cochleae.

Die Lamina basilaris wird von der Schneckenbasis zur Schneckenspitze steifer und breiter. Diese unterschiedliche Beschaffenheit sorgt dafür, dass jede Frequenz nur einen eng definierten Teil der Lamina basilaris in Schwingung versetzt. Schallwellen mit hoher Frequenz haben ihr Amplitudenmaximum an der Schneckenbasis, Schallwellen mit niedriger Frequenz an der Schneckenspitze.

MERKE

Die Lamina basilaris übersetzt die Frequenz der Schallwellen in eine Ortsinformation **(Tonotopie der Cochlea, Frequenzdispersion).**

KLINIK

Ménière-Krankheit Ein Endolymphstau **(Hydrops cochleae)** führt zu einem Überdruck im Labyrinthus membranaceus und löst eine typische Symptomtrias aus Drehschwindel, einseitigem Ohrensausen und einseitiger Innenohrschwerhörigkeit aus.

2.4.5 Feinstruktur der Schnecke

Die spiralig aufgerollte **Cochlea** (Schnecke) enthält den **Canalis spiralis cochleae** (Schneckenkanal). Dieser setzt sich aus zwei perilymphatischen Räumen, der **Scala vestibuli** (Vorhoftreppe) und der **Scala tympani** (Paukentreppe), zusammen, die über eine an der Spitze der Schnecke liegende Öffnung, dem **Helicotrema,** ineinander übergehen. Zwischen beiden Scalae liegt der am Ductus reuniens beginnende und an der Schneckenspitze blind endende, mit Endolymphe gefüllte **Ductus cochlearis.** Von der kranialen Scala vestibuli ist er durch die dünne **Reissner-Membran** getrennt. Nach lateral findet sich das wahrscheinlich einzige von Blutkapillaren durchzogene Epithel des menschlichen Körpers, die dreischichtige **Stria vascularis.** Unter ihr liegt das bindegewebige **Lig. spirale.** Zur Scala tympani hin findet sich die für Perilymphe durchlässige, überwiegend bindegewebige Membrana basilaris **(Basilarmembran).** Diese wird bis zur Schneckenspitze immer breiter und enthält das **Vas spirale,** welches das Corti-Organ mit Nährstoffen versorgt.

Corti-Organ Dieses auf der Basilarmembran sitzende Gebilde (➤ Abb. 2.3) ist aus Stützzellen, sekundären Sinneszellen (äußere und innere Haarzellen), der **Membrana tectoria** und mehreren von **Corti-Lymphe** (entspricht der Perilymphe) durchflossenen Hohlräumen aufgebaut:
- **Stützzellen:** Grenz-, Pfeiler- und Phalangenzellen.
- **Sekundäre Sinneszellen:** Über die ganze Länge des Corti-Organs findet man eine Reihe innerer und drei bis fünf Reihen äußerer Haarzellen:
  - Die **äußeren Haarzellen** sind v. a. mit efferenten Nervenfasern aus dem Ncl. olivaris superior des Hirnstamms synaptisch verbunden. Sie haben Stereozilien, die jeweils über **Tip links** (Spitzenverbindungen), überwiegend bestehend aus

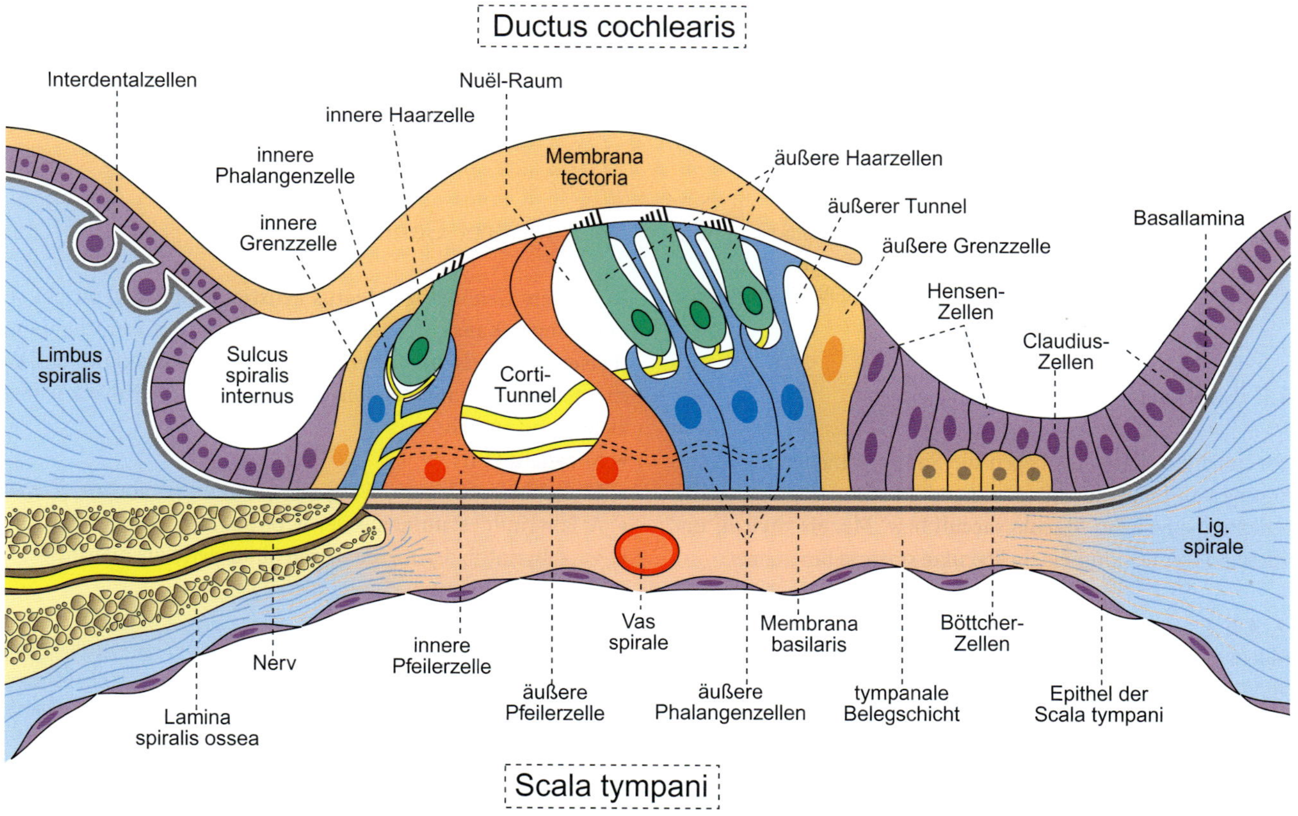

Abb. 2.3 Corti-Organ mit seinen Bestandteilen (Schema) [L107]

dem Protein Cadherin 23, miteinander verbunden und im apikalen Zytoplasma der Haarzellen in einer elektronendichten **Kutikularplatte** aus einem Aktin- und Spektrinnetz verankert sind. Die längsten Stereozilien der äußeren Haarzellen ragen in die **Membrana tectoria** hinein. Die Stützzellen der äußeren Haarzellen bilden apikal dünne Ausläufer, die die äußeren Haarzellen umfangen und am Haarzellenapex in eine dünne Kopfplatte auslaufen. Diese Kopfplatten sind über Tight junctions und Zonulae adhaerentes fest mit den Haarzellen und den benachbarten Stützzellen verbunden. In der Aufsicht entsteht so eine Mosaikfläche aus Kopfplatten und äußeren Haarzellen, die auch als **Membrana reticularis** bezeichnet wird. Sie bietet den äußeren Haarzellen mechanische Stabilität und ist gleichzeitig eine Fortsetzung der Diffusionsbarriere zwischen endo- und perilymphatischem Raum. Die Barriere ist durchlässig für Wasser, nicht aber für Elektrolyte.
  - Die **inneren Haarzellen** sind überwiegend afferent mit bipolaren Neuronen verbunden. Die Perikarya dieser Neurone liegen im zentralen Canalis spiralis des Modiolus cochleae **(Ganglion spirale)** und ihre Axone bilden den kochlearen Anteil des **N. vestibulocochlearis.** Die inneren Haarzellen besitzen an ihrer apikalen Oberfläche 50–100 Stereozilien, die allerdings nicht wie bei den äußeren Haarzellen bis in die Membrana tectoria reichen.
- **Membrana tectoria:** gallertige amorphe Masse, die hauptsächlich aus Kollagenen (v. a. Kollagen Typ II) und Glykoproteinen (v. a. Otogelin und Tectorine) besteht. Wird von Interdentalzellen synthetisiert.
- **Hohlräume:** Dies sind von innen nach außen der **innere Tunnel (Corti-Tunnel),** der **Nuel-Raum** und der **äußere Tunnel.** Nach medial und lateral läuft das Corti-Organ in die Sulci spirales internus und externus aus. Zum zentralen knöchernen **Modiolus,** der Achse der Schnecke gerichtet, findet sich kranial der von Interdentalzellen bedeckte bindegewebige **Limbus spiralis.** Kaudal des Limbus liegt die **Lamina spiralis ossea.** Sie schützt die afferenten und efferenten Nervenfasern, die in das Corti-Organ ziehen, vor Traumata.

KLINIK
Zu einer Schädigung der Haarzellen kann es durch Einnahme bestimmter Medikamente (Aminoglykosidantibiotika, Schleifendiuretika) oder auch durch übermäßige Lärmexposition (Knall- und Schalltraumata) kommen.

2.4.6 Sacculus und Utriculus

In Sacculus und Utriculus liegen die Sinnesepithelien zur Wahrnehmung von Linearbeschleunigungen. Die Sinnesepithelien heißen dementsprechend **Macula sacculi** bzw. **Macula utriculi** und werden in ihrer Gesamtheit als **Maculae staticae** bezeichnet.

MERKE
- **Macula sacculi:** Wahrnehmung der **senkrechten Linearbeschleunigung**
- **Macula utriculi:** Wahrnehmung der **waagrechten Linearbeschleunigung**

Über den **Ductus reuniens** ist der Sacculus mit dem Cacum vestibulare der Schnecke verbunden. Zwischen Sacculus und Utriculus spannt sich der **Ductus utriculosaccularis** auf, von dem auch der Ductus endolymphaticus abzweigt.

2.4.7 Feinstruktur von Sacculus, Utriculus und Bogengängen

Die Sinneszellen des Vestibularorgans finden sich im Endolymphraum auf der zum Vestibularorgan zeigenden Seite des Ductus reuniens. In nächster Nähe zu diesem Ductus liegt der Sacculus und durch einen schmalen Raum getrennt, von dem auch der Ductus endolymphaticus abgeht, der **Utriculus.** Sacculus wie Utriculus tragen sog. **Maculae staticae,** die aus **Haarzellen** (Sinneszellen), **Stützzellen** und der sie bedeckenden **Otolithenmembran** bestehen.

Haarzellen Bei den Haarzellen unterscheidet man die bauchigen Haarzellen vom Typ I und die eher schmalen Haarzellen vom Typ II. Bei beiden Typen trägt jede Zelle ein langes Kinozilium und bis zu 80 Stereozilien, die untereinander durch Tip links verbunden sind.

Otolithenmembran (Statolithenmembran) Die Fortsätze der Haarzellen ragen in die Otolithenmembran hinein. Diese Membran ist ähnlich aufgebaut wie die Membrana tectoria, enthält allerdings zusätzlich **Kalziumkarbonatkristalle,** die Otolithen. Durch die hohe Konzentration an Kristallen erhöht sich die Membrandichte, sodass sie deutlich höher als die Dichte der Endolymphe ist.

2.4.8 Bogengänge

Man unterscheidet einen anterioren, lateralen und posterioren Bogengang **(Ductus semicirculares).** Die Ductus semicirculares decken durch ihre Ausrichtung die 3 Dimensionen des Raums ab. In jedem Bogengang findet sich ein erweiterter Abschnitt **(Ampulla membranacea),** der eine **Crista ampullaris** beherbergt.

MERKE
Cristae ampullares: Wahrnehmung von **Drehbeschleunigung.**

2.4.9 Innerer Gehörgang

Der innere Gehörgang **(Meatus acusticus internus)** ist ein etwa 1 cm langer Kanal, der durch die Pars petrosa ossis temporalis **(Felsenbein, Felsenbeinpyramide)** zieht. Er verbindet das knöcherne Labyrinth mit der Schädelhöhle, ist mit Hirnhäuten ausgekleidet und enthält:
- N. facialis (VII)
- N. vestibulocochlearis (VIII) mit Ganglion vestibulare
- A. labyrinthi: stammt aus der A. basilaris
- Vv. labyrinthi: drainieren in den Sinus petrosus inferior

KLINIK
Einen gutartigen Tumor der Schwann-Zellen, die den N. vestibulocochlearis umgeben, nennt man **Akustikusneurinom.** Korrekterweise müsste man ihn **Vestibularisschwannom** nennen, da die Wucherung meistens vom vestibulären Anteil des Nervs ausgeht. Diese Tumoren treten typischerweise einseitig im Kleinhirnbrückenwinkel auf. Das gilt nicht für Neurofibromatose Typ-II-Patienten. Bei ihnen findet sich häufig ein beidseitiges Vestibularisschwannom.

CHECK-UP

- Beschreibe den Aufbau der Schnecke in eigenen Worten!
- Welche Strukturen des Innenohrs sind mit Endolymphe gefüllt, welche mit Perilymphe?
- Welche Funktionen besitzen Utriculus und Sacculus?
- Welche Strukturen treten durch den inneren Gehörgang?

Jetzt bist du dran!

Überblick gewinnen

Notiere dir ca. 5 Stichwörter aus diesem Unterkapitel.

2.5 Hörbahn

Christoph Jaschinski

Anatomie

Grundsätzlich lassen sich aufsteigende und absteigende Hörbahnen unterscheiden. Die aufsteigenden Hörbahnen untergliedern sich wiederum in eine direkte und eine indirekte Hörbahn (➤ Abb. 2.4). Die Hörbahnen sind auf ihrem gesamten Verlauf **tonotop** gegliedert, d. h., jede Frequenz von der Cochlea bis zur Großhirnrinde hat ein spezielles Repräsentationsareal.

2.5.1 Aufsteigende Hörbahnen

Direkte Hörbahn

- **1. Neuron: Ganglion cochleare** im Modiolus
- **2. Neuron: Ncl. cochlearis posterior** im Kleinhirnbrückenwinkel
- Lemniscus lateralis: kreuzen die Fasern zur Gegenseite im Boden des IV. Ventrikels
- **3. Neuron: Colliculus inferior** der Vierhügelplatte
- Brachium colliculi inferioris
- **4. Neuron: Corpus geniculatum mediale** des Thalamus
- Hörstrahlung **(Radiatio acustica)**
- **5. Neuron: Gyri temporales transversi (Area 41, Heschl-Querwindungen)** der Großhirnrinde

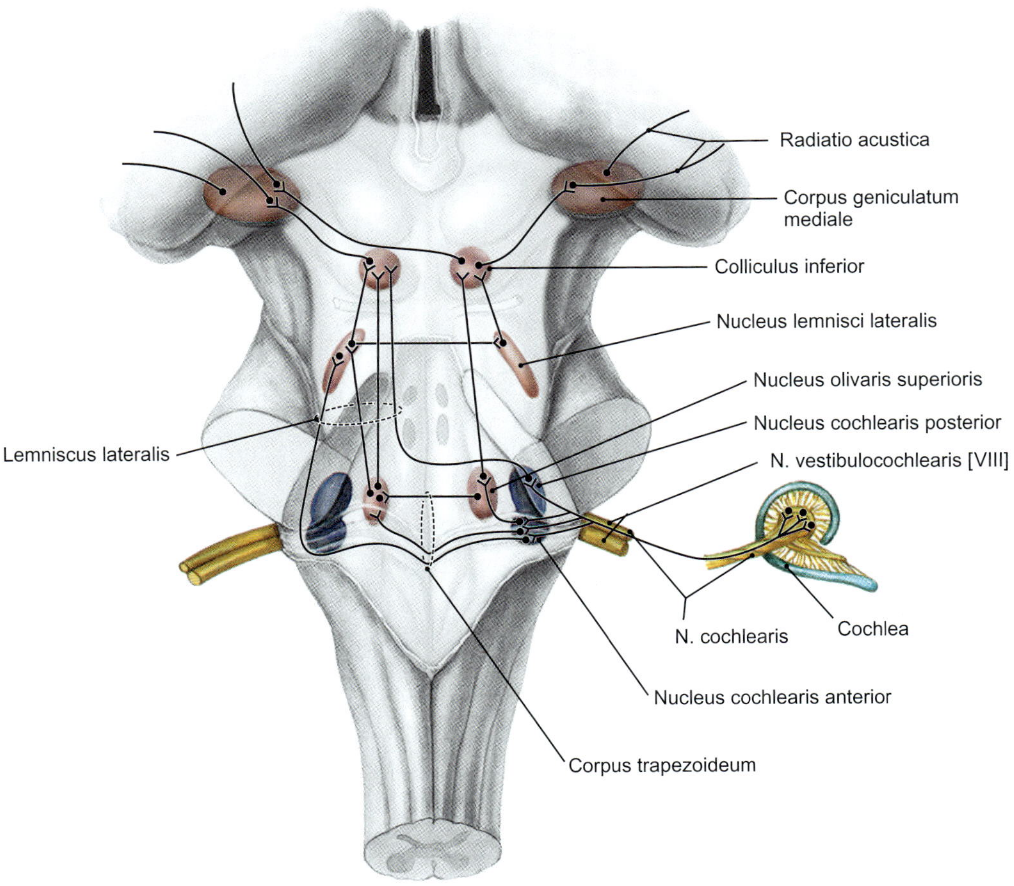

Abb. 2.4 Hörbahn in der Übersicht (Sobotta-Archiv aus Paulsen/Waschke. Sobotta Atlas der Anatomie. 25. A. 2022 © Elsevier GmbH) [S700]

Indirekte Hörbahn

Die indirekte Hörbahn geht im Gegensatz zur direkten Hörbahn hauptsächlich vom **anterioren Cochleariskernkomplex** (Ncl. cochlearis anterior) aus. Außerdem ist auf der indirekten Hörbahn der **obere Olivenkernkomplex** (Complexus olivaris superior) zwischengeschaltet. Der Complexus olivaris superior ist für das Richtungshören von großer Bedeutung, da er als erste Schaltstation auf dem Weg zur Großhirnrinde Nervenfasern aus beiden Innenohren erhält. Auf diese Weise lassen sich die unterschiedlichen Informationen miteinander vergleichen.

- 1. Neuron: Ganglion cochleare im Modiolus
- **2. Neuron: Ncl. cochlearis anterior** im Kleinhirnbrückenwinkel
- Corpus trapezoideum: kreuzen zur Gegenseite in der ventralen Brücke
- **3. Neuron: Complexus olivaris superior**
- Lemniscus lateralis: kreuzen die Fasern zur Gegenseite im Boden des IV. Ventrikels
- 4. Neuron: Colliculus inferior der Vierhügelplatte
- Brachium colliculi inferioris
- 5. Neuron: Corpus geniculatum mediale des Thalamus
- Radiatio acustica
- 6. Neuron: Gyri temporales transversi (Area 41, Heschl-Querwindungen) der Großhirnrinde

2.5.2 Absteigende Hörbahn

Die absteigende Hörbahn verläuft über die gleichen Schaltstationen wie die aufsteigenden Hörbahnen – also über Corpus geniculatum mediale, Colliculus inferior und Complexus olivaris superior – hin zu den inneren und äußeren Haarzellen des Organum spirale. Dort reguliert sie die **Sensibilität der Haarzellen** für Schallimpulse.

CHECK-UP

- Nenne die Schaltstationen der direkten Hörbahn!
- Inwiefern unterscheidet sich die indirekte Hörbahn von der direkten?
- Welche Funktion hat die absteigende Hörbahn?

Jetzt bist du dran!

Überblick gewinnen

Notiere dir ca. 5 Stichwörter aus diesem Unterkapitel.

2.6 Gleichgewichtsbahnen

Christoph Jaschinski

Anatomie

2.6.1 Linearbeschleunigungen

Die Grundlage zur Wahrnehmung von Linearbeschleunigungen bilden die **Macula staticae** im Sacculus und Utriculus. Sie bestehen jeweils aus einer **trägen Otolithenmembran** und darin hineinreichende **Haarzellen.**

Wenn Linearbeschleunigungen auf den Körper einwirken, verschiebt sich die Otolithenmembran und verbiegt die Haarzellen, wodurch diese die Dendriten des 1. Neurons der Gleichgewichtsbahn erregen. Die Haarzellen sind also keine primären Sinneszellen, sondern sekundäre. **Sekundäre Sinneszellen** besitzen zwar die zur Reizwahrnehmung notwendigen Rezeptoren, können aber selbst keine Aktionspotenziale generieren. Sie sind lediglich synaptisch mit dem 1. Neuron der nachgeschalteten Sinnesbahn verknüpft.

Das 1. Neuron der Gleichgewichtsbahn liegt im **Ganglion vestibulare** am Boden des inneren Gehörgangs. Die Axone dieser Neurone bilden den **N. vestibularis** des N. vestibulocochlearis (VIII). Der N. vestibularis tritt im Kleinhirnbrückenwinkel in den Hirnstamm ein und zieht zum 2. Neuron, das hauptsächlich im Bereich der **Ncll. vestibulares medialis (Schwalbe), superior (Bechterew) et inferior (Roller)** liegt. Die Ncll. vestibulares übermitteln die vestibulären Informationen ins Rückenmark (Tractus vestibulospinales), zu den Augenmuskelkernen (Fasciculus longitudinalis medialis), ins Kleinhirn (Tractus vestibulocerebellaris) und zum Ncl. ventralis posteroinferior des Thalamus.

2.6.2 Drehbeschleunigungen

Die Wahrnehmung von Drehbeschleunigungen erfolgt grundsätzlich sehr ähnlich. Die einzigen Unterschiede liegen in der Lokalisation und im Aufbau der Sinneszellen.

In jedem der 3 Bogengänge des Innenohrs liegt zur Wahrnehmung von Drehbeschleunigungen eine **Crista ampullaris.** Sie besteht jeweils aus einer gallertartigen Kuppel **(Cupula)** und darin hineinreichende Haarzellen. Die Cupulae ähneln in ihrem Aufbau den Otholithenmenbranen der Maculae staticae. Sie unterscheiden sich ausschließlich in ihrer chemischen Zusammensetzung – die Cristae ampullares enthalten keine Kalziumkarbonatkristalle.

Funktionell rechnet man die Cristae ampullares ebenfalls zu den **sekundären Sinnenszellen.** Werden sie infolge einer Drehbeschleunigung ausgelenkt, erregen die Haarzellen das 1. Neuron der Gleichgewichtsbahn im Ganglion vestibulare. Von dort aus entspricht der weitere Weg dem der Wahrnehmung von Linearbeschleunigungen.

2.6.3 Absteigende Gleichgewichtsbahn

Zu einem geringen Teil werden die Haarzellen auch efferent innerviert. Dies geschieht vor allem aus dem Ncl. vestibularis lateralis (Deiters) und dient der **Empfindlichkeitseinstellung des Gleichgewichtsorgans.**

Jetzt bist du dran!

Überblick gewinnen

Notiere dir ca. 5 Stichwörter aus diesem Unterkapitel.

Jetzt bist du dran!

Zeichenaufgabe

Zeichne den Aufbau des Ohres. Welche Elemente finden sich am äußeren Ohr? Wie sieht das Trommelfell bei einer Otoskopie aus? Zeichne nun den Weg des Schalls vom Trommelfell bis zum Hörnerv. Welche Elemente leiten den Schall weiter? Wie kommuniziert das Mittelohr mit dem Nasopharynx?

Anregungen zur weiteren Wiederholung

Beschreibe die Feinstruktur des Innenohrs. Welche Strukturen helfen beim Hören, welche beim Gleichgewicht? Wie verlaufen Hörbahn und Gleichgewichtsbahn? Welchen Weg nehmen die Impulse?

Überblick gewinnen

Nutze deine gesammelten Stichwörter für eine Mindmap oder eine gegliederte Stichwortliste.

KAPITEL

Physiologie

3 Hörvorgang und Gleichgewichtssinn

3.1 Gehörgang und Mittelohr

Gregor Däubler

Physiologie

3.1.1 Außenohr

Ohrmuschel

Die Form der **Ohrmuschel** (Auricula auris) bildet mit ihren Vertiefungen und Erhebungen ein System von akustischen Filtern, die bestimmte Frequenzen bei einem spezifischen Einfallswinkel verstärken oder abschwächen. Dadurch wird **monaurales Richtungshören** ermöglicht, also die Lokalisation einer Schallquelle mit nur einem Ohr. Hierbei kann allerdings nicht unterschieden werden zwischen rechts und links, sondern nur zwischen vorn und hinten und zwischen unten und oben. Die Trichterform der Ohrmuschel bündelt außerdem auftreffende Schallwellen und bewirkt dadurch eine geringe Verstärkung.

Gehörgang und Trommelfell

Der **Gehörgang** entspricht akustisch einer halb offenen Pfeife, die eine Resonanzfrequenz von 2–5 kHz besitzt und damit auf den Hauptsprachbereich optimiert ist. An ihrem Ende befindet sich das Trommelfell (Membrana tympani), das durch den eintreffenden Schall in Schwingungen versetzt wird. Diese Schwingungen werden an die Gehörknöchelchen des Mittelohrs weitergegeben. Da der Gehörgang meist auch durch sensible Anteile des N. vagus innerviert wird, können Fremdkörper oder Spülungen selbst im äußeren Gehörgang Husten- oder Brechreiz auslösen.

3.1.2 Mittelohr

Aufbau

Das Mittelohr besteht hauptsächlich aus der **Paukenhöhle** (Cavum tympani): ein luftgefüllter Hohlraum, der über die Tuba Eustachii mit dem Rachenraum verbunden ist. Innerhalb des Mittelohrs wird die Schallenergie über die Gehörknöchelchen vom Trommelfell über die Gehörknöchelchen auf das ovale Fenster übertragen. Sinn dieser Signalkette ist eine **Verstärkung** des akustischen Signals und eine Anpassung der Wellenwiderstände (Impedanzen).

Impedanzanpassung

Da die luftgefüllte Paukenhöhle und das flüssigkeitsgefüllte Innenohr unterschiedliche Wellenwiderstände aufweisen, ist eine **Impedanzanpassung** nötig. Andernfalls würden die eintreffenden Schallwellen fast vollständig (zu 99 %) am ovalen Fenster reflektiert, da Wasser eine wesentlich höhere Impedanz als Luft aufweist. Diese Anpassung erfolgt auf zwei Wegen:

- **Reduktion der Fläche:** die des Trommelfells ist ca. 20-mal größer als das ovale Fenster, wodurch bei gleichbleibender Energie der Druck erhöht wird.
- Aktion der Gehörknöchelchen.

Dadurch erreichen durchschnittlich 60 % der Schallenergie das Innenohr.

Stapediusreflex

Die Aktion der Gehörknöchelchen kann außerdem durch Kontraktion des **M. stapedius** moduliert werden. Damit kann bei einer lauten Umgebung die Übertragungsstärke durch Hemmung der Beweglichkeit des Stapes herabgesetzt werden. Der zugrunde liegende Reflex heißt Stapediusreflex. Er ist vor allem bei plötzlichen Lärmeinwirkungen von Bedeutung und kann das Innenohr vor Knalltraumata schützen.

KLINIK

Der M. stapedius wird durch Äste des N. facialis innerviert. Folglich tritt bei einer Fazialisparese eine **Hyperakusis,** also eine akustische Überempfindlichkeit, auf.

Luftleitung und Knochenleitung

Die **Luftleitung** ist der Normalfall der Schallweiterleitung. Dabei wird das akustische Signal vom Trommelfell über die Gehörknöchelchen an das ovale Fenster weitergegeben. Ist sie gestört, etwa durch eine Mittelohrentzündung oder durch eine Verlegung des äußeren Gehörgangs mit Zerumen, resultiert eine **Schallleitungsschwerhörigkeit.** Vor allem tiefe Frequenzen werden jedoch auch direkt über die Schädelknochen an das Innenohr weitergeleitet. Die Wahrnehmung der eigenen Stimme erfolgt hauptsächlich über die **Knochenleitung.** Die Wahrnehmungsschwelle der Knochenleitung ist üblicherweise wesentlich höher als für die **Luftleitung,** sodass sie im Regelfall im Alltag keine wesentliche Rolle spielt. Sie ist jedoch differenzialdiagnostisch (Weber- und Rinne-Versuch) von großer Bedeutung.

CHECK-UP

- Wodurch wird monaurales Richtungshören ermöglicht?
- Was ist eine Impedanzanpassung und wie erfolgt sie im Mittelohr?
- Warum kann bei einer Schädigung des N. facialis eine Hyperakusis auftreten?

Jetzt bist du dran!

Überblick gewinnen

Notiere dir ca. 5 Stichwörter aus diesem Unterkapitel.

3.2 Innenohr

Gregor Däubler

Physiologie

3.2.1 Aufbau

Knöchernes und häutiges Labyrinth

Das Innenohr besteht aus einem komplexen Verbund von miteinander kommunizierenden Röhren, die mit Lymphflüssigkeit unterschiedlicher Zusammensetzung gefüllt sind. Funktionell und anatomisch besteht das Innenohr aus zwei Teilen: dem vestibulären Labyrinth und der Cochlea. Diese entspricht einer Schnecke mit 2 ½ Windungen und enthält drei flüssigkeitsgefüllte Räume, die durch zwei Membranen, die Reissner- und die Basilarmembran, voneinander getrennt sind: **Scala vestibuli** und **Scala tympani** gehen im Helicotrema ineinander über. Dazwischen liegt die **Scala medi.**

Innenohr

- Scala vestibuli und tympani sind beide mit **Perilymphe** gefüllt, einem **Ultrafiltrat** des Plasmas, welches der normalen Extrazellular- oder Lymphflüssigkeit entspricht und folglich arm an K^+ ist.
- Die Scala media hingegen ist mit **Endolymphe** gefüllt, die aus der Perilymphe gebildet und durch Aktivität von $Na^+/K^+/2Cl^-$-Co-Transportern massiv mit K^+ angereichert wird: K^+-Konzentration ca. 150 mmol/l. Dadurch beträgt ihr Potenzial gegenüber dem Extrazellularraum (z. B. Perilymphe) ca. + 85 mV. Das seitlich der Basilarmembran gelegene Epithel der **Stria vascularis** ist für die Sezernierung von K^+ verantwortlich. Die dortigen Marginalzellen erhalten K^+-Ionen u. a. durch Rezirkulation über Gap junctions.

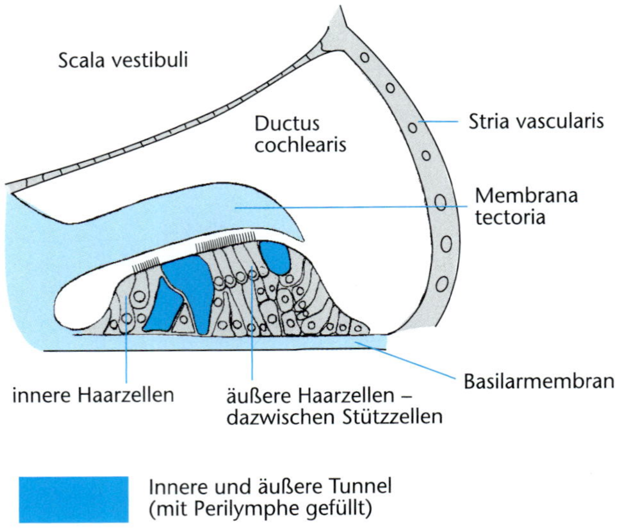

Abb. 3.1 Aufbau des Corti-Organs [L231]

- Das **Corti-Organ** als das eigentliche Sinnesorgan befindet sich ebenfalls in der Scala media. Es besteht aus drei Reihen **äußerer** und einer Reihe **innerer Haarzellen.** Diese tragen an ihrer apikalen Seite bis zu 100 Stereozilien, die in den Endolymphraum hineinragen. Darüber befindet sich die Tektorialmembran, die lediglich mit einigen Stereozilien der äußeren Haarzellen verbunden ist (➤ Abb. 3.1).

3.2.2 Funktion

Cochleäre Signalwandlung

Im Fall einer auftreffenden Schallwelle bewirkt eine Auslenkung des Steigbügels in Richtung ovales Fenster einen mechanischen Impuls auf die Perilymphe der Scala vestibuli. Diese ist wie alle Flüssigkeiten inkompressibel und gibt den Impuls an die **Scala media** weiter, die dadurch nach unten ausgelenkt wird. Abgepuffert wird der entstehende Druck durch eine kurzzeitige Deformation des runden Fensters in Richtung der luftgefüllten – und damit kompressiblen – Paukenhöhle. Abhängig von der Phase der Schallwelle findet dieser Prozess genau entgegengesetzt statt, je nach Frequenz mehrere 1000-mal pro Sekunde. Dadurch wird die **Basilarmembran** der Scala media, der die inneren Haarzellen aufsitzen, ausgelenkt. Die resultierende Schwingung breitet sich von der Basis der Cochlea (ovales Fenster) bis zu ihrer Spitze (Helicotrema) wellenförmig aus, weswegen man auch von der **Wanderwellentheorie** spricht. Diese Transversalwelle hat auf verschiedenen Höhen der Cochlea unterschiedliche Amplituden, was zur **Frequenzdispersion** beiträgt, also zur räumlich getrennten Analyse verschiedener Frequenzanteile eines Tons.

Frequenzdispersion

Anders, als man erwarten würde, nimmt die Amplitude der Wanderwelle zum Helicotrema hin zu. Dieses Phänomen hat mehrere Ursachen:

- Die Breite der Basilarmembran und damit auch ihre maximal mögliche Auslenkung nehmen zum Helicotrema hin zu.

- Gleichzeitig nimmt auch ihre Elastizität zu, sodass die gleiche mechanische Energie zu einer größeren Auslenkung führt.
- Außerdem tragen die äußeren Haarzellen durch ihre Kontraktion aktiv zur Frequenzdispersion bei (s.u).

Dadurch besitzt jede Stelle der Basilarmembran ihr **Frequenzoptimum,** bei dem die Amplitude ihrer Auslenkung maximal ist. Diese optimalen Frequenzen nehmen von der Basis zum Helicotrema der Cochlea hin ab, sodass jede Haarzelle bei einer bestimmten Frequenz am wahrscheinlichsten erregt wird. Man spricht von **Tonotopie** oder einer tonotopen Anordnung.

Äußere Haarzellen

Die äußeren Haarzellen bilden den überwiegenden Anteil der Haarzellen im Innenohr. Sie tragen Stereozilien, die teilweise in die gallertige Tektorialmembran hineinreichen. Sie sind keine Sinneszellen, obwohl sie in der Lage sind, Schallwellen wahrzunehmen. Stattdessen dienen sie als mechanischer Vorverstärker des akustischen Signals, vor allem bei geringen Schallpegeln. Dafür sind sie mit dem kontraktilen Motoprotein Prestin ausgestattet, das sich extrem schnell kontraktieren kann (bis zu 20 kHz). Dabei wird es von den sensorischen Elementen der äußeren Haarzellen direkt elektrisch angesteuert. Die äußeren Haarzellen kontrahieren synchron mit den eintreffenden Schallwellen, die in Form einer Wanderwelle die Endolymphe durchqueren, und verstärken diese dadurch. Sie werden efferent innerviert, was eine Einstellung dieses **cochleären Verstärkers** ermöglicht. Es werden selektiv Geräusche mit niedrigem Schalldruckpegel verstärkt. Außerdem sind die äußeren Haarzellen in der Lage, spezifische Frequenzen zu verstärken und dadurch zur **Frequenzdispersion** beizutragen. Die Schwingungen, die durch ihre Kontraktion entstehen, werden über Endolymphe, ovales Fenster und Gehörknöchelchen bis ans Trommelfell weitergegeben, wo sie im Rahmen audiometrischer Verfahren gemessen werden können (s.o).

KLINIK

Die Degeneration der äußeren Haarzellen, alters- oder lärmbedingt, führt zu einer Schwerhörigkeit, die vor allem **hohe Frequenzbereiche** betrifft. Man geht davon aus, dass dieser Hörverlust von bis zu 60 dB auf eine Dysfunktion des cochleären Verstärkers zurückzuführen ist.

Innere Haarzellen

Die inneren Haarzellen sind die **Sinneszellen** des Corti- und damit des Hörorgans. Sie sind sekundäre Sinneszellen und in eine Lage Stützzellen eingebettet, die sie ernährt und schützt. Die inneren Haarzellen sind hochsensibel gegenüber mechanischer Energie oder Hypoxie und nicht regenerationsfähig. Ihr RMP beträgt ca. – 70 mV. Sie tragen an ihrer apikalen Seite, also zur Endolymphe hin, Stereozilien. Im Gegensatz zu den äußeren Haarzellen tauchen die Stereozilien der inneren Haarzellen nicht in die Tektorialmembran ein. Basal sind Mitochondrien und Glutamatvesikel lokalisiert.

KLINIK

Tinnitus Ein **chronisches Ohrgeräusch** kann verschiedene Ursachen haben. Zugrunde liegt dem Symptom jedoch fast immer eine Schädigung der inneren Haarzellen. Diese kann ischämisch (Hörsturz), traumatisch (Knalltrauma) oder durch entzündliche oder raumfordernde Prozesse bedingt sein. Therapeutisch kommen durchblutungsfördernde Maßnahmen infrage, die jedoch selten eine komplette Remission bewirken. Die besten Ergebnisse erzielen verhaltenstherapeutische Maßnahmen.

Mechanoelektrische Signaltransduktion

Adäquater Reiz Die inneren Haarzellen sind entwicklungsgeschichtlich **Strömungssensoren,** die Strömungsänderungen der Endolymphe aufgrund auftretender Schallwellen registrieren. Die Hauptrolle spielen dabei die Stereozilien, die an ihren Spitzen durch **Tip links** verbunden sind. Diese wiederum stehen direkt in Verbindung mit mechanosensitiven Domänen von Kationenkanälen. Eine Abscherung der Zilien in Richtung des kürzesten Stereoziliums bewirkt über einen K^+-Ausstrom eine Hyperpolarisation, eine Auslenkung in Richtung des längsten Stereoziliums und die damit verbundene Dehnung der Tip links bewirkt einen depolarisierenden Kationeneinstrom (➤ Abb. 3.2).

Rezeptorpotenzial Auslöser eines Rezeptorpotenzials ist, anders als bei den meisten anderen Zelltypen, ein **Einstrom von K^+.** Die Triebkraft für diesen depolarisierenden Einstrom ist aufgrund der extrazellular hohen K^+-Konzentration und des daraus resultie-

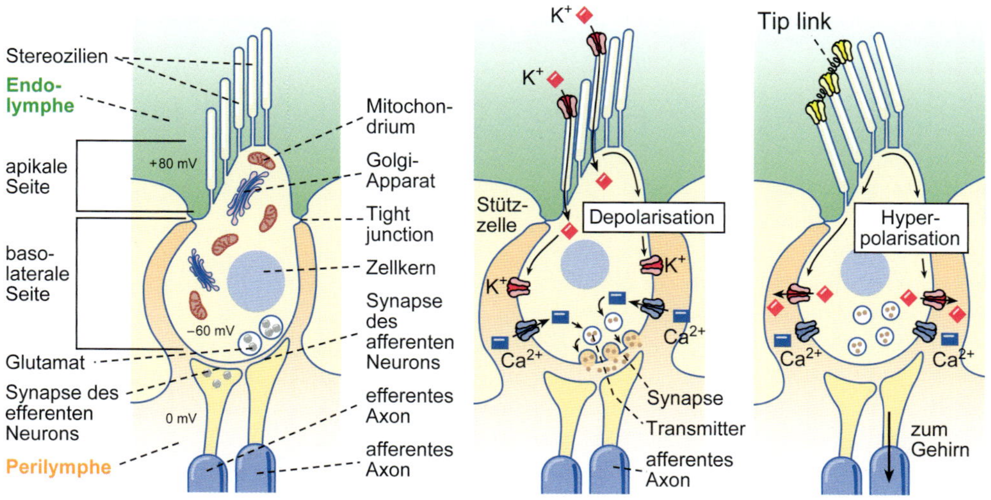

Abb. 3.2 Mechanoelektrische Transduktion in inneren Haarzellen [L106]

renden Potenzialgefälles von ca. 155 mV (+ 85 mV Potenzial der Endolymphe gegenüber – 70 mV Potenzial der Haarzellen) besonders groß. Die Hauptrolle spielt dabei der große elektrische Gradient, der chemische ist aufgrund der intrazellular und extrazellular fast gleich hohen K^+-Konzentration zu vernachlässigen (Gleichgewichtspotenzial = 0 mV).

$$L = 10 \times \lg\left(\frac{lx}{l_0}\right) = 10 \times \lg\left(\frac{p_x^2}{p_0^2}\right) = 20 \times \lg\left(\frac{p_x}{p_0}\right)$$

Durch dieses Gleichgewichtspotenzial steht die gesamte elektrische Potenzialdifferenz für einen K^+-Einstrom zur Verfügung. Wie bei allen Rezeptorpotenzialen sind Dauer und Amplitude der Depolarisation abhängig von Reizdauer und -stärke.

Repolarisation Für eine Repolarisation werden die intrazellular anfallenden K^+-Ionen über Transporter nach basolateral abgegeben und dort recycelt. Dieser Prozess geschieht sehr schnell, der Wechsel von Depolarisation und Repolarisation kann sich innerhalb einer Sekunde bis zu 1000-mal vollziehen. Auch bei geringeren Schalldruckpegeln, welche die Endolymphströmung nur geringfügig beeinflussen, führt die Kontraktion der äußeren Haarzellen zu Strömungsänderungen, die dann von den inneren Haarzellen registriert werden können.

KLINIK

Schleifendiuretika Als Hauptnebenwirkung hemmen sie die K^+-Sekretion der Stria vascularis, da die $Na^+/K^+/2Cl^-$-Co-Transporter des Innenohrs denen der Henle-Schleife weitgehend entsprechen. Dadurch kann es zu Tinnitus und Hörminderungen kommen, im schlimmsten Fall zu einem **Hörsturz** (Ototoxizität).

Signaltransformation

Die durch K^+ getragene lokale Depolarisation in den inneren Haarzellen bewirkt eine Öffnung spannungsabhängiger Ca^{2+}-Kanäle. Durch den Ca^{2+}-Einstrom wird die Transmitterfreisetzung ermöglicht. Das freigesetzte Glutamat bewirkt an den **bipolaren Neuronen** des Ganglion cochleare ein EPSP, das je nach Dauer des Reizes ein AP oder eine AP-Serie auslösen kann. Die maximale AP-Frequenz (Feuerrate) der Afferenzen des N. cochlearis beträgt 1 kHz. Das ist die höchste bekannte Feuerrate, jedoch wird deutlich, dass die wahrnehmbaren Schallfrequenzen, die bis 20 kHz reichen, nicht über die AP-Frequenz codiert werden können. Stattdessen wird die Lautstärke über die AP-Frequenz codiert. Im Gegensatz dazu wird die Tonhöhe mithilfe der räumlichen Lage der inneren Haarzellen auf der Basilarmembran codiert. Ihre **tonotope Anordnung** und die Eigenschaften der Basilarmembran garantieren, dass bei einer gegebenen Schallfrequenz nur die Haarzellen, die auf einer bestimmten Höhe liegen, erregt werden. Die Frequenz des Schalls wird dann durch das jeweilige räumliche Erregungsmuster codiert. Um große Lautstärken darzustellen, werden im Sinne einer Rekrutierung zusätzliche, benachbarte sensorische Einheiten hinzugezogen. Die Dauer eines Tons wird durch die Dauer der Entladungen dargestellt.

MERKE

Die **Lautstärke** eines Schallereignisses wird über die **AP-Frequenz** codiert. Die **Schallfrequenz** wird dagegen über die **tonotope Anordnung** der inneren Haarzellen vermittelt.

CHECK-UP

- Wie unterscheidet sich die Genese eines Rezeptorpotenzials in den Haarzellen von der in anderen sensorischen Rezeptoren?
- Welche Bedeutung hat die variierende Elastizität der Basilarmembran?
- Was ist der cochleäre Verstärker und wie funktioniert er?
- Was versteht man unter dem Begriff Tonotopie?
- Wie wird die Lautstärke eines Tons codiert?

Jetzt bist du dran!

Überblick gewinnen

Notiere dir ca. 5 Stichwörter aus diesem Unterkapitel.

3.3 Zentrale Hörbahn und kortikale Repräsentation

Gregor Däubler

Physiologie

3.3.1 Hörbahn

Im Verlauf der zentralen Hörbahn befinden sich mindestens fünf Synapsen. Da die meisten Axone nur Synapsen mit einer einzigen inneren Haarzelle bilden, setzt sich das Prinzip der Tonotopie auch im Faserverlauf fort. Die Zellkörper der bipolaren Neurone des N. cochlearis befinden sich im **Ganglion spirale.** Etwa 10 % ihrer Axone sind Efferenzen zu den äußeren Haarzellen. Die Afferenzen des N. cochlearis verlaufen durch den inneren Gehörgang, teilen sich auf Höhe des Hirnstamms und ziehen zu den Ursprungskernen Ncl. cochlearis dorsalis und ventralis. Dort findet die Umschaltung vom ersten auf das zweite Neuron statt. Während ein Teil der Axone ipsilateral bleibt, **kreuzt** der größte Teil auf die Gegenseite:

- Vom Ncl. cochlearis ventralis zur kontralateralen **oberen Olive**
- Vom Ncl. cochlearis dorsalis zum kontralateralen **Ncl. lemnisci lateralis**

Damit ist die Olive der erste Punkt, an dem Informationen beider Ohren konvergieren. Im weiteren Verlauf kreuzen einige Fasern wieder zurück oder ziehen zum ipsilateralen **Colliculus inferior,** von dort ziehen sie nach erneuter Umschaltung zum **Corpus geniculatem mediale.** Von dort verläuft die Hörstrahlung durch die Capsula interna zur primären Hörrinde im Temporallappen (Heschl-Querwindungen).

KLINIK

Cochleaimplantat Falls die inneren Haarzellen derart geschädigt sind, dass ein herkömmliches Hörgerät, das auf der elektrischen Stimulation der Haarzellen beruht, nicht mehr ausreicht, kommt ein **Cochleaimplantat** infrage. Dabei werden die Afferenzen des N. cochlearis direkt elektromagnetisch stimuliert. Auch bei taub geborenen Kleinkindern wird die Methode erfolgreich angewandt. Sie können sich bei entsprechender Förderung normal entwickeln und zeigen keine Probleme mit dem Spracherwerb.

3.3.2 Auditiver Cortex

Im Temporallappen liegen primärer (Areal 41 nach Bordmann) und sekundärer (42) auditiver Cortex nebeneinander, umgeben von tertiären, assoziativen Feldern. Ihre Hauptaufgabe besteht im Sprachverständnis (> Kap. 3.4.2).

Musteranalyse Obwohl das Prinzip der Tonotopie und der getrennten Frequenzanalyse auch im Verlauf der Hörbahn beibehalten wird, sind die meisten Neurone der zentralen Hörbahn auf das Erkennen von **Frequenzmustern** spezialisiert. Das bedeutet, dass sie nicht auf einzelne Sinustöne, dafür aber z. B. spezifisch auf sprachliche Äußerungen reagieren. Dabei registrieren einzelne Neurone etwa Änderungen der Schallamplitude, andere wiederum bestimmte Varianzen in der Schallfrequenz. Durch **Konvergenzmechanismen** können dann charakteristische Muster innerhalb eines Schallereignisses erkannt werden. Die Fähigkeit zur Mustererkennung nimmt von peripher nach zentral zu und ist bereits in den Neurone des **Colliculus inferior** ausgeprägt. Diese **Periodizitätsanalyse** bildet die Grundlage für das Erkennen von Sprache oder Musik. Dabei werden zeitliche Muster innerhalb von AP-Serien verglichen und wiederkehrende Motive erkannt. Schon auf Ebene der Colliculi werden Informationen beider Ohren über einen Schallreiz integriert und analysiert. Dadurch ist es möglich, einem Gespräch auch bei hohem Umgebungsgeräuschpegel zu folgen. Bei Schlaganfallpatienten kann diese Fähigkeit selektiv verloren sein, ohne dass eine Hörminderung oder eine Minderung der Frequenzunterscheidung vorliegt.

Einordnung Auf jeder Ebene der Hörbahn bestehen Verbindungen in höhere kortikale Areale. Dadurch ist es möglich, den Informationsgehalt des Gehörten mit den im Gedächtnis gespeicherten Erfahrungen und Informationen abzugleichen. Über Verbindungen zum **limbischen System** wird das Gehörte, vor allem Musik, schon während der auditorischen Verarbeitung in der Hörbahn emotional bewertet.

Richtungshören Das auditorische System ist in der Lage, Schallquellen bis auf wenige Grad Abweichung von der Mittellinie zu lokalisieren. Grundvoraussetzung hierfür ist eine unbeeinträchtigte akustische Wahrnehmung mit beiden Ohren, also **binaurales Hören.** Dafür werden **Laufzeitdifferenzen** des Schalls im Bereich von Milli- und Mikrosekunden analysiert. Da die Schallwellen praktisch nie parallel zur Mediansagittalebene auftreffen, besteht je nach Einfallwinkel eine Wegstreckendifferenz im Zentimeterbereich zwischen beiden Ohren. Für diese Distanz von 10 cm benötigt der Schall ca. 30 µs. Diese Laufzeitdifferenz erkennen spezialisierte Neuronenpopulationen in der **oberen Olive.**

Obere Olive Auch hier spielt das Prinzip der **Konvergenz** die entscheidende Rolle: Die Neurone vergleichen die von beiden Seiten eintreffenden AP-Serien und sind in der Lage, geringste zeitliche Abweichungen der Entladungsmuster zu erkennen. Diese werden dann genutzt, um die Position der Schallquelle zu berechnen. Das **binaurale Richungshören** ist jedoch allein nicht in der Lage, zwischen oben und unten und zwischen vorn und hinten zu unterscheiden. Erst in Kombination mit dem **monauralen Richtungshören** kann die exakte Lokalisation einer Schallquelle bestimmt werden (> Kap. 3.1.2).

CHECK-UP

- Welche funktionelle Bedeutung hat das Kreuzen der Hörbahn?
- Durch welches Prinzip kann man einer Unterhaltung auch bei hohem Lärmpegel folgen?
- Wie wird das binaurale Richtungshören ermöglicht und welche Rolle spielt Konvergenz dabei?

Jetzt bist du dran!

Überblick gewinnen

Notiere dir ca. 5 Stichwörter aus diesem Unterkapitel.

3.4 Sprachbildung und Sprachverständnis

Gregor Däubler

Physiologie

3.4.1 Stimmbildung

Bedeutung

Die Fähigkeit zur sprachlichen Kommunikation unterscheidet den Menschen von allen anderen Primaten. Sprache erfordert ein **komplexes Zusammenspiel** motorischer und sensorischer Prozesse, das durch neuronale Netzwerke auf allen Hierarchieebenen des ZNS ermöglicht wird. Dabei müssen die Kontraktionen der Kehlkopf- und Rachenmuskulatur und die Lippenbewegungen koordiniert und ständig mit dem sensorischen Feedback abgeglichen werden. Dieser Regelkreis wird als **Hör-Sprach-Kreis** bezeichnet. Sobald eine der notwendigen Funktionen nicht gegeben ist, wird die sprachliche Kommunikation extrem schwierig oder unmöglich.

Phonation

Die Phonation, also die Stimmbildung, erfolgt im Kehlkopf. Durch die oszillierende Bewegung der **Stimmlippen** (Mm. vocales) wird Schall erzeugt, dessen Frequenz direkt der Oszillationsfrequenz der Stimmlippen entspricht. Die notwendige Energie hierfür liefert die Luftströmung während der **Exspiration.** Dabei wird die **Glottis** durch Kontraktion der Mm. arytenoidei, cricoarytenoidei laterales und thyreoarythenoidei laterales stark verengt. Dadurch nimmt die Atemarbeit ebenso wie die Strömungsgeschwindigkeit der Luft auf Höhe der Glottis zu. Gleichzeitig verringert sich der Luftdruck aufgrund der schnelleren Luftströmung. So nähern sich die Stimmlippen noch weiter an, was wiederum die Strömungsgeschwindigkeit erhöht und zu einem **Druckabfall** führt. Durch diesen sich selbst verstärkenden Mechanismus verschließt sich die Glottis schließlich ganz. Während die Exspiration anhält, erhöht sich der subglottische Druck so weit, dass er die Glottis wieder aufdrückt. Dieser Vorgang kann sich, je nach Frequenz, innerhalb einer Sekunde Tausende Male wiederholen und generiert die sog. **Bernoulli-Schwingungen,** die rhythmische Unterbrechungen aufweisen und letztendlich die Schallwellen erzeugen.

KLINIK

Rekurrensparese Eine Schädigung des N. laryngeus recurrens ist vor allem bei **Schilddrüsenoperationen** zu beobachten. Durch die fehlende Innervation der inneren Kehlkopfmuskulatur leiden die Patienten an Heiserkeit und Phonationsproblemen. Bei beidseitiger Lähmung besteht Atemnot mit akuter Erstickungsgefahr

Lautstärke Die Lautstärke der Stimme kann durch Erhöhung des subglottischen Drucks erhöht werden. Dabei wird die Kontraktion der Larynxmuskulatur bei gleichzeitiger Erhöhung des Exspirationsdrucks verstärkt. Der maximale Schalldruckpegel, den die menschliche Stimme erreichen kann, beträgt in 1 m Entfernung ca. 75 dB, bei ausgebildeten Sängern bis zu 108 dB.

Stimmfrequenz Die Grundfrequenz der Stimme ist von der Länge der Stimmlippen abhängig – je länger sie sind, desto tiefer die Stimme. Durch Kontraktion des M. cricothyroideus kann die Länge der Stimmlippen und damit die Stimmfrequenz willkürlich verändert werden. Der Stimmumfang beträgt durchschnittlich zwei Oktaven, also zwei Verdopplungen der tiefstmöglichen Frequenz.

Artikulation

Der Prozess der Lautbildung wird als **Artikulation** bezeichnet. Er findet zwischen Glottis und Nasenhaupthöhlen statt. Dieser Raum, der in Analogie zu Blasinstrumenten auch als Ansatzrohr bezeichnet wird, kann durch die gesamte, in diesem Bereich vorhandene, quer gestreifte Muskulatur willkürlich moduliert werden. Durch die aktive Beeinflussung der Resonanzeigenschaften werden die Vokale und ihre Klangfarbe gebildet. Das gezielte Brechen der Schallwellen an Zunge und Zähnen ist für die Bildung von Konsonanten verantwortlich.

3.4.2 Sprachverständnis

Sprache als höhere geistige Funktion erfordert das Zusammenwirken verschiedener Cortexareale. Sie hat sich wahrscheinlich aus einer Gestensprache entwickelt. Dafür spricht, dass Taubstumme nach Läsionen innerhalb der dominanten Hemisphäre ähnliche Funktionseinbußen der Gebärdensprache zeigen, wie sie Schlaganfallpatienten in Bezug auf die gesprochene oder geschriebene Sprache aufweisen. Die Rolle spezifischer Gebiete des Cortex wurde anhand der jeweiligen **Aphasien,** also der sprachlichen Ausfallerscheinungen, die bei ihrer Läsion auftreten, identifiziert und charakterisiert. Mittlerweile weiß man, dass die Aufgaben dieser kortikalen Sprachzentren komplexer verteilt sind und dass auch die nicht dominante Hemisphäre wichtige Aufgaben im Zusammenhang mit sprachlicher Kommunikation übernimmt.

Broca-Areal

Aufgrund der Hemisphärendominanz sind die für die Sprache wichtigen Hirnareale bei Rechtshändern und den meisten Linkshändern in der Regel in der linken Hemisphäre lokalisiert. Die für die Sprachbildung essenzielle Broca-Region nimmt die **Areale 44** und **45** nach Brodmann ein und befindet sich im unteren Teil des Frontallappens, nahe der perisylvischen Furche. Das Broca-Areal wird auch als **motorisches Sprachzentrum** bezeichnet. Die bei Schädigung resultierende motorische Aphasie wird auch als Broca-Aphasie bezeichnet. Betroffene können Gesprochenes verstehen, jedoch nicht wiederholen oder selbst produzieren. Auch die Fähigkeit zu schreiben ist beeinträchtigt.

Wernicke-Areal

Das Wernicke-Areal befindet sich ebenfalls in der Nähe des Temporallappens, jedoch weiter kaudal und nimmt das **Areal 22** nach Brodmann ein. Läsionen führen zu einer **sensorischen Aphasie:** Gesprochenes kann nicht mehr verstanden werden. Sprachliche Äußerungen sind möglich, jedoch sinnfrei und grammatikalisch unverständlich. Auch gelesene Texte können nicht verstanden werden. Wernicke- und Broca-Areal stehen über den **Fasciculus arcuatus** miteinander in Verbindung.

CHECK-UP

- Wie wird die Stimme gebildet?
- Welche Mechanismen sind in die Artikulation involviert?
- Wie unterscheiden sich motorische und sensorische Aphasien?

Jetzt bist du dran!

Überblick gewinnen

Notiere dir ca. 5 Stichwörter aus diesem Unterkapitel.

3.5 Bewegungs- und Lagesinn

Gregor Däubler

Physiologie

3.5.1 Aufbau

Der **Vestibularapparat** ist Teil des häutigen Labyrinths. Gemeinsam mit der Cochlea, mit dem er über den Ductus reuniens verbunden ist, bildet er das Innenohr. Die drei ringförmigen Bogengänge sind nach allen drei Raumrichtungen orientiert und erweitern sich an einer Stelle zur Ampulla. Dort befindet sich das eigentliche Sinnesepithel, die **Crista ampullaris.** Am gemeinsamen Ursprung der Bogengänge befinden sich zwei ebenfalls mit Endolymphe gefüllte Ausbuchtungen, Utriculus und Sacculus. Der Vestibularapparat beinhaltet also insgesamt fünf Organe. Diese stellen **Beschleunigungssensoren** dar:

- Zwei **Makulaorgane** (Otolithenorgane) zur Registrierung von **Linearbeschleunigungen,** Lokalisation: Utriculus und Sacculus
- Drei **Bogengangsorgane** zum Messen von **Drehbeschleunigungen,** Lokalisation: Bogengänge und Christa ampullaris

Der eigentliche Beschleunigungssensor besteht, ähnlich wie in der Cochlea, aus mechanosensitiven Haarzellen, die auf der Basalseite Synapsen mit den Axone des N. vestibularis (VIII) bilden.

3.5.2 Funktion

Das vestibuläre System detektiert Lage und Beschleunigung des Kopfes. Erst dadurch werden der aufrechte Gang und eine zielgerichtete Motorik möglich.

Transduktion Die Transduktion im Vestibularapparat funktioniert genauso wie in der Cochlea, mit dem einzigen Unterschied, dass jede sekundäre Sinneszelle, also jede Haarzelle, zusätzlich zu den Stereocilii ein Cinocilium enthält. Es befindet sich auf der Seite des längsten Stereocilii. Die Endolymphe ist relativ arm an Na^+ und reich an K^+, das Potenzial beträgt im Gegensatz zur Scala media nur ca. + 5 mV. Auch im Ruhezustand sind Transduktionskanäle geöffnet und damit die vestibulocochlären Axone in niedriger Frequenz aktiv. Diese erhöht sich bei Auslenkung in Richtung Cinocilium und verringert sich entsprechend bei Auslenkung in Richtung kürzestes Stereocilium.

Makulaorgane Den Haarzellen liegt eine gallertige Masse auf, in die Kalziumkarbonatkristalle (Otolithen) eingelagert sind. Diese **Otolithenmembran** hat eine höhere Dichte als die umgebende Endolymphe, sodass sie bei Beschleunigungen aufgrund der Massenträgheit zurückbleibt. Durch die so verursachte Scherung der Stereozilien öffnen sich mechanosensitive Transduktionskanäle und ein Rezeptorpotenzial entsteht. Während die bei aufgerichtetem Körper waagrecht liegende **Macula utriculi** vor allem für die Detektion von horizontalen **Linearbeschleunigungen** (z. B. Start eines Flugzeugs) zuständig ist, reagiert die sagittal ausgerichtete **Macula sacculi** extrem empfindlich auf **vertikale Beschleunigungen** (z. B. Aufzug). Die Haarzellen sind in alle möglichen Raumrichtungen orientiert, sodass einige immer erregt sind, andere immer hyperpolarisiert. Dadurch sind die Makulaorgane nicht nur dynamische, sondern auch statische Lagesensoren.

Bogengangsorgane Auch die Bogengangsorgane verfügen über eine gallertige Membran als mechanisches Hilfsmittel – die **Cupula.** Im Unterschied zur Otolithenmembran nimmt sie das gesamte Lumen des Bogengangs ein und besitzt die **gleiche Dichte** wie die Endolymphe. Wird nun der Kopf im Sinne einer **Winkelbeschleunigung** um seine eigene Achse gedreht, ist es die Endolymphe selbst, die als Beschleunigungssensor fungiert. Aufgrund der **Massenträgheit** durchfließt sie nämlich die Cupula **entgegen** der Drehrichtung. Da alle Haarzellen die gleiche Ausrichtung haben, werden sie gleichmäßig de- oder hyperpolarisiert und die Information über die Drehrichtung wird von den afferenten Fasern weitergeleitet. Physiologisch sind kurze Stimuli, bei längeren Rotationen adaptiert die Cupula und wird beim Abbremsen in die andere Richtung, d. h. in Drehrichtung, ausgelenkt. Dadurch entsteht subjektiv das Gefühl einer Drehung in die Gegenrichtung. Da die Bogengänge fast senkrecht aufeinanderstehen und damit in alle drei Raumrichtungen orientiert sind, ist jeder Bogengang für die Rotation um eine Achse empfindlich.

KLINIK

Vertigo Drehschwindel oder Vertigo ist eines der häufigsten Symptome überhaupt und leider nicht sehr spezifisch. Eine vestibuläre Ursache lässt sich anhand der Untersuchung der vestibulookulären Reflexe nachweisen.

3.5.3 Zentrale Verschaltungen

Vestibulariskerne In den **Ganglia vestibularia** liegen die Somata der **bipolaren Neurone,** deren Axone die vestibulären Fasern bilden. Sie projizieren nicht nur in die vier ipsilateralen Vestibulariskerne in der Medulla oblongata, sondern auch in die kontralateralen Kerne. Das ist sinnvoll, da die horizontalen Bogengänge beider Seiten sowie vorderer linker und hinterer rechter Bogengang die gleiche Orientierung haben. Damit bilden sie eine funktionelle Einheit. Die Vestibulariskerne erhalten **Afferenzen** aus dem somatosensiblen und visuellen System sowie aus dem Kleinhirn.

Projektionen Die Vestibulariskerne projizieren **efferent** über den **Tractus vestibulospinalis** zur Medulla oblongata und ins Rückenmark. Dort bilden sie Synapsen mit den Motoneurone, die Rumpf- und proximale Extremitätenmuskulatur innervieren. Diese Verbindungen bilden die Grundlage der **vestibulospinalen Reflexe:** Anhand der Informationen über die Lage des Kopfes und damit des Körpers werden entsprechende Muskelgruppen aktiviert, die bei drohendem Gleichgewichtsverlust die Körperhaltung stabilisieren (Stützmotorik). Die vestibulären Informationen werden schneller verarbeitet als visuelle, sodass sie für Stand- und Gangmotorik die größere Bedeutung haben. Die Vestibulariskerne projizieren außerdem in die **vestibulären kortikalen Areale,** die Teil des primären somatosensorischen Cortex sind. Die dort verarbeiteten Informationen gelangen zum Bewusstsein.

CHECK-UP

- Welche Organe sind für die Detektion von Linearbeschleunigungen zuständig?
- Wie verläuft der Transduktionsmechanismus im vestibulären System?
- Wie werden die vestibulären Informationen zentral verarbeitet?

Jetzt bist du dran!

Überblick gewinnen

Notiere dir ca. 5 Stichwörter aus diesem Unterkapitel.

Jetzt bist du dran!

Zeichenaufgabe

Zeichne den Weg des Schalls im Innenohr. Welche Elemente wandeln die Schallwellen in Signale um?
Welche Strukturen im Außen- und Mittelohr helfen bei der Schallweiterleitung?
Wie unterscheiden sich Luft- und Knochenleitung?

Anregungen zur weiteren Wiederholung

Zeichne den weiteren Weg auf der Hörbahn. Wie gelangt das Signal zum auditiven Cortex? Wo befinden sich die Areale für das Sprachverständnis?
Zeichne auch den Aufbau des Gleichgewichtssinns. Wie werden Lage und Beschleunigung wahrgenommen und weitergeleitet?

Überblick gewinnen

Nutze deine gesammelten Stichwörter für eine Mindmap oder eine gegliederte Stichwortliste.

KAPITEL

4 Haut und Hautanhangsgebilde

Histologie

4.1 Kutis (Haut)

Henrik Holtmann

Histologie

Die Haut ist nach dem Darm das zweitgrößte Organ des menschlichen Organismus. Sie bietet eine Gesamtoberfläche von ca. **1,7–2 m²** und ist bis zu **5 kg** schwer. Man unterscheidet zwei Hauttypen:

- **Felderhaut:** Sie bedeckt den größten Teil des Körpers und zeigt in der Aufsicht viele polygonale Felder. Sie ist **behaart** und hat **ekkrine und z. T. auch apokrine Schweißdrüsen sowie Talgdrüsen.**
- **Leistenhaut:** Sie findet sich nur auf den Palmar- und Plantarflächen. Sie ist durch genetisch determinierte längs und quer verlaufende Rinnen gekennzeichnet, die bei jedem Individuum unterschiedlich sind. Dieser Umstand lässt sich kriminaltechnisch nutzen z. B. bei der Identifizierung von Fingerabdrücken. In der Leistenhaut sind weder Haare noch apokrine Schweiß- oder Talgdrüsen zu finden. Lediglich **ekkrine Schweißdrüsen** sind hier in hoher Zahl vorhanden.

Die Kutis setzt sich aus der oberflächlich gelegenen epithelialen Epidermis und der darunterliegenden bindegewebigen Dermis zusammen (➢ Abb. 4.1).

4.1.1 Epidermis

Die Epidermis (Oberhaut) der Felderhaut hat eine Dicke von 50–100 µm, an der plantaren Leistenhaut kann sie sogar bis zu 1 mm dick sein. Die Epidermis besteht zu 90 % aus einem epithelialen Grundgerüst. Dieses besteht aus sog. **Keratinozyten,** die ein mehrschichtig verhornendes Plattenepithel ausbilden. Die Zellen sind untereinander durch Gap junctions und Desmosomen verbunden. An den Desmosomen inserieren intrazellulär reichlich **Tonofilamente** (Zytokeratinfilamente). Diese Filamente produzieren eine Reihe antimikrobieller Wirkstoffe wie z. B. β-Defensine, Hormone wie z. B. α-MSH und Zytokine wie z. B. TNF-α. Die Epidermis hat von der Basalmembran zur freien Oberfläche folgende Schichtung (➢ Abb. 4.1):

- **Str. basale** (Basalzellschicht): unterste Schicht der Epidermis. Besteht aus einer Lage kubischer Zellen, die auf einer Basalmembran aufliegen. Im Str. basale befinden sich die Stammzellen der Epidermi. Hier erfolgt die mitotische Vermehrung der Keratinozyten.
- **Str. spinosum** (Stachelzellschicht): eosinophile Schicht aus ca. drei bis fünf Zelllagen. Von basal nach apikal werden die Zellen der einzelnen Zelllagen immer flacher. Da die Zellen durch Wasserabgabe zunehmend schrumpfen, die desmosomalen Kontakte aber bestehen bleiben, erscheinen die Zellen stachelig.
- **Str. granulosum** (Körnerzellschicht)**:** dreischichtige, stark basophile Schicht. Die Zellen sind noch platter als im darüberliegenden Str. spinosum. Die Keratinozyten sind hier nicht nur durch Gap junctions und Desmosomen, sondern zusätzlich noch durch Tight junctions miteinander verbunden. Besonders kennzeichnend für diese Schicht ist das Vorkommen von:
  - **Keratohyalingranula.**
  - **Odland-Körperchen** (Lamellenkörperchen): In ihnen werden polare Lipide gespeichert, die durch Exozytose in den Extrazellularraum abgegeben werden und diesen abdichten.
- **Str. corneum** (Hornzellschicht): Schicht aus toten, stark eosinophilen und besonders flachen Hornzellen. Die Zellen enthalten weder Zellkern noch Organellen. Diese Schicht umfasst in der Felderhaut bis zu **25** und in der Leistenhaut sogar bis zu **100** Zelllagen.
- **Str. lucidum:** existiert nur in der Epidermis der Leistenhaut. Sie liegt zwischen Str. granulosum und Str. corneum als eine stark eosinophile Übergangsschicht zwischen Keratinozyten und Hornzellen.

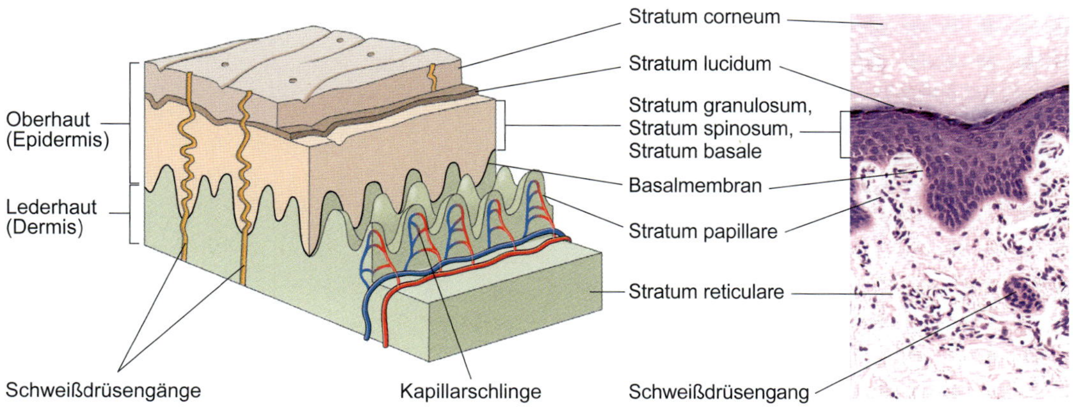

Abb. 4.1 Aufbau der Haut schematisch und im H. E.-Schnitt bei geringer Vergrößerung [L190]

MERKE

Vom Str. basale bis zum Str. corneum machen die Keratinozyten eine ca. **4 Wochen** dauernde Wanderung und Differenzierung durch, bis sie als Hornzellen abgeschilfert werden. Die Verhornung beginnt im oberen Str. spinosum oder unteren Str. granulosum. Intrazellulär bilden sich große Proteinkonglomerate, die mit den Tonofilamenten verkleben. Die dabei entstehenden Komplexe erscheinen lichtmikroskopisch als **Keratohyalingranula.** Durch weitere Aggregation der Proteinkomplexe mit den Tonofilamenten entsteht schließlich das Keratin, das die Epidermisoberfläche gegen chemische, vor allem Säuren, und mechanische Stressoren schützt und zusammen mit den polaren Lipiden und den Tight junctions als Diffusionsbarriere wirkt.

Weitere relevante Zellen innerhalb der Epidermis sind Melanozyten, Merkel-Zellen und Langerhans-Zellen.

Melanozyten Sind miteinander durch Desmosomen verbunden. Sie liegen gemeinsam mit den Keratinozyten im Str. basale direkt auf der Basalmembran und synthetisieren in ihren **Melanosomen** (spezielle Zellorganellen) zwei verschiedene Melanintypen: das **Eumelanin** und das **Phäomelanin.** Beide Substanzen werden von den Melanozyten exozytiert und durch eine Phagozytose von den Keratinozyten der Epidermis und der Haarfollikel aufgenommen. Indem Melanin UV-Strahlen absorbiert, schützt es die sich teilenden basalen Keratinozyten, bei denen es sich um organspezifische Stammzellen handelt, vor UV-Schäden des Genoms und wirkt somit der Apoptose oder einer malignen Entartung der Zellen entgegen. Durch verzweigte Ausläufer steht ein Melanozyt mit durchschnittlich 30 Keratinozyten im Melaninaustausch; die Zellen bilden eine **epidermale Melanineinheit.** Bei Reizeinwirkung, z. B. erhöhte Sonnenbestrahlung, werden die Melanozyten zum einen durch Hormone wie ACTH und α-MSH aus dem Hypophysenmittellappen und zum anderen durch Zytokine wie TNF-α aus benachbarten Keratinozyten zu einer gesteigerten Melaninsynthese stimuliert.

Merkel-Zellen Sind ebenfalls durch Desmosomen miteinander verbunden. Sie liegen mit den Keratinozyten auf der Basalmembran im Str. basale, allerdings nur in der Leistenhaut. Basal stehen sie mit einem Dendrit in synaptischem Kontakt. Sie dienen der Mechanorezeption (Tastsinn) und enthalten eletronendichte neurosekretrorische Granula. Merkel-Zellen werden dem DNES zugerechnet (➤ Abb. 4.2).

KLINIK

Zusätzlich zu den Merkel-Zellen enden **freie Nervenendigungen** im Str. basale der Epidermis. Sie dienen als **Mechano-, Schmerz- und Thermorezeptoren.**

Langerhans-Zellen Sie finden sich sowohl im Str. spinosum der Epidermis als auch in der äußeren epithelialen Wurzelscheide der Haarfollikel. Es handelt sich um antigenpräsentierende Zellen, die von Monozyten abstammen. Ultrastrukturell weisen sie sog. **Birbeck-Granula** auf. Werden sie von Antigenen stimuliert, verlassen sie die Epidermis, wandern in die nächstgelegenen Lymphknoten und stimulieren dort die T-Lymphozyten.

4.1.2 Dermis

Das Str. basale ist mit der darunterliegenden Dermis (Korium, Lederhaut) durch eine Basalmembran, die sog. **dermoepidermale Junktionszone,** fest verbunden. Die Dermis ist reich an Hyaluronsäure und Proteoglykanen. Sie lässt sich in zwei Bereiche gliedern:

- **Papilläre Dermis** (Str. papillare): oberer Teil der Dermis (➤ Abb. 4.1). Besteht aus lockerem Bindegewebe mit Kollagen-Typ-I- und -Typ-III-Fibrillen und elastischen Fasern. Hier finden sich in großer Menge freie Bindegewebszellen wie z. B. Mastzellen und Plasmazellen. Durch die papilläre Dermis ziehen der **Plexus superficialis** des Hautblutgefäßsystems sowie erste Lymphkapillaren. Zur gegenseitigen Verzahnung von Epidermis und Dermis bildet einerseits die Epidermis Zapfen, sog. **epidermale Reteleisten,** aus, die vom Str. basale und zu geringerem Teil vom Str. spinosum ausgehen und bis zur papillären Dermis reichen. Andererseits liegen zwischen den Zapfen **Dermispapillen,** die von der Dermis ausgehen. In den Dermispapillen der Leistenhaut finden sich zusätzlich sog. **Meißner-Tastkörperchen,** eiförmige Gebilde, die sich aus einem zentralen Dendriten und umgebenden Schwann-Zellen sowie einer bindegewebigen Perineuralkapsel zusammensetzen und Druck wahrnehmen. Besonders zahlreich sind sie an den Fingerbeeren und den Lippen. Hier finden sich auch **Krause-Endkolben.** Es handelt sich um die kleine Variante des Vater-Pacini-Körperchens (➤ Kap. 4.2; ➤ Abb. 4.2).
- **Retikuläre Dermis** (Str. reticulare): untere Schicht der Dermis (➤ Abb. 4.1). Sie besteht aus vielen Kollagen-Typ-I-Fibrillen sowie elastischen Fasern. Sie enthält den **Plexus profundus** des Hautblutgefäßsystems, der sich aus Gefäßen der Subkutis speist und mit dem oberflächlichen Plexus in Kontakt steht, außerdem **Ruffini-Körperchen,** die im Aufbau den Meißner-Tastkörperchen ähneln und **Dehnung** registrieren (➤ Abb. 4.2).

CHECK-UP

- Wie ist die Epidermis aufgebaut? Welche Zelltypen sind hier prinzipiell zu finden?
- Welche Bereiche der Dermis werden unterschieden?
- Was sind die Meißner-Tastkörperchen und wo sind sie im Schichtenbau der Haut anzufinden?

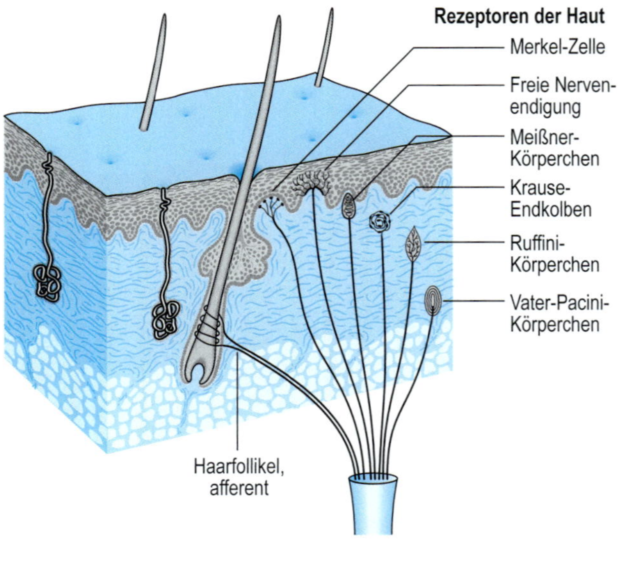

Abb. 4.2 Sinnesrezeptoren der Haut [R100]

Jetzt bist du dran!

Überblick gewinnen

Notiere dir ca. 5 Stichwörter aus diesem Unterkapitel.

4.2 Subkutis (Unterhaut)

Henrik Holtmann

Histologie

Die Subkutis besteht aus lockerem Bindegewebe, das viele Fettzellen enthält, die als Energiespeicher, Druckpolster und Wärmeisolator dienen. Sie wird von Strängen aus straffem Bindegewebe **(Retinacula cutis)** durchzogen, die die Dermis mit unter der Subkutis liegenden Faszien oder Periost verbinden.

In der Subkutis liegen viele Nerven, die mit den Meißner-Tast- und Ruffini-Körperchen in Kontakt stehen, Blutgefäße, die o. g. Plexus speisen und die **Vater-Pacini-Lamellenkörperchen**, die Vibrationen registrieren. Diese Lamellenkörperchen gleichen der Form nach einer quer geschnittenen Zwiebel, ansonsten entspricht ihr Aufbau dem der Meißner-Tastkörperchen.

MERKE

Kutis und Subkutis werden unter der Bezeichnung **Integumentum commune** (Hautdecke) zusammengefasst.

KLINIK

Von den Keratinozyten ausgehende bösartige Erkrankungen sind das **Plattenepithelkarzinom (Spinaliom,** Spinalzellkarzinom) sowie das **Basalzellkarzinom** (Basaliom). Von den Melanozyten geht das bösartige **maligne Melanom** (schwarzer Hautkrebs) aus.

CHECK-UP

Was ist die Aufgabe der Vater-Pacini-Körperchen?

Jetzt bist du dran!

Überblick gewinnen

Notiere dir ca. 5 Stichwörter aus diesem Unterkapitel.

4.3 Hautdrüsen

Henrik Holtmann

Histologie

4.3.1 Schweißdrüsen (Gll. sudoriferae merocrinae)

Schweißdrüsen sind unverzweigte schlauchförmige Drüsen, die aus einem geknäuelten Endstück und einem geraden Ausführungsgang, der auf die Hautoberfläche mündet, bestehen. Es werden zwei Arten von Schweißdrüsen – ekkrine und apokrine – unterschieden:

Ekkrine (kleine) Schweißdrüsen Sie kommen überall in der Haut vor, am dichtesten an der Stirn sowie an den Plantar- und Palmarflächen. Das aufgerollte Endstück, also der sekretorische Teil, befindet sich in der Dermis. Das Epithel des englumigen Endstücks enthält drei Zellarten (➤ Abb. 4.3):

- **Dunkle Zellen** (muköse Zellen)**:** enthalten viel Sekretgranula. Ihre Funktion ist bisher noch unklar.
- **Helle Zellen:** enthalten Glykogen, weswegen sie im histologischen Schnitt hell erscheinen. Sie bilden eine isotone NaCl-Lösung (Primärschweiß). Helle und dunkle Zellen sind nur ultrastrukturell zu unterscheiden.
- **Myoepithelzellen:** liegen als lückenhafte Schicht unter den beiden anderen Zelltypen.

Der Ausführungsgang steigt vom Endstück in die Epidermis auf. In der Dermis besteht der Gang aus zweischichtig kubischem Epithel, das im histologischen Schnitt dunkler aussieht als das Endstückepithel. In der Epidermis entspricht der Gang nur noch Spalträumen zwischen den Keratinozyten.

MERKE

Im Anfangssegment des Ausführungsgangs findet die Na^+-Reabsorption statt. Da aber gleichzeitig kein Wasser reabsorbiert wird, ist der Endschweiß hypoton, d. h., dass der osmotische Druck des Schweißes unter dem des Bluts liegt. Dass der Schweiß hypoton ist, schützt den Körper u. a. gegen übermäßigen Salzverlust.

Täglich werden für die Thermoregulation des Körpers durchschnittlich 200 ml Schweiß gebildet. Die Innervation ist sympathisch postganglionär cholinerg (Acetylcholin).

Schweiß ist primär geruchlos; erst durch bakterielle Einwirkung (*Corynebakterien* im Haartrichter) kommt ein Geruch zustande.

Apokrine (große) Schweißdrüsen Sie finden sich in den Achseln, der Perimamillar- und der Anogenitalregion. Sie werden auch als **Duftdrüsen** bezeichnet und adrenerg postganglionär sympathisch innerviert. Sie nehmen ihre Arbeit erst in der Pubertät auf. Ihre Ausführungsgänge münden in einen Haartrichter. Sie produzieren in ihren weitlumigen, alveolären Endstücken Pheromone. Unter dem Drüsenepithel finden sich zahlreiche Myoepithelzellen (➤ Abb. 4.3).

4.3.2 Talgdrüsen (Gll. sebaceae)

Der Ausführungsgang einer Talgdrüse kann in einen Haartrichter münden. Es gibt aber auch freie (haarfreie) Talgdrüsen im Lippenrot, auf dem Nasenrücken, an der Brustwarze und am äußeren Genitale. Als Meibom-Drüsen kommen sie im Augenlid vor.

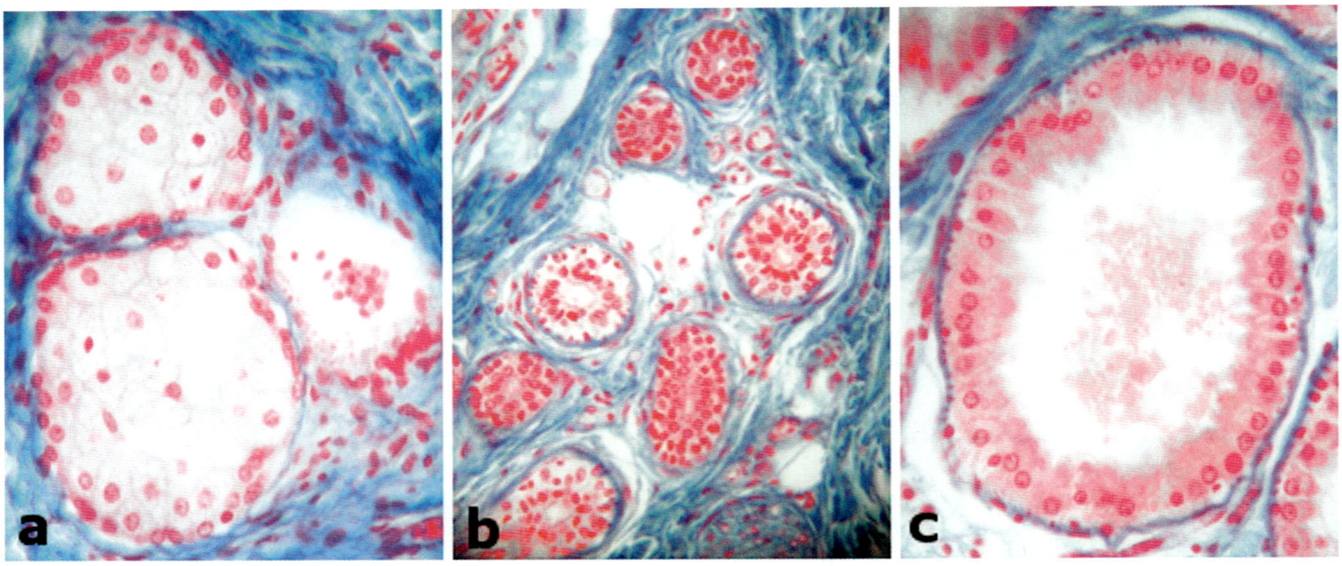

Abb. 4.3 Hautdrüsen (Azan; hohe Vergrößerung): holokrine Talgdrüsen **(a),** ekkrine Schweißdrüsen **(b)** und apokrine Schweiß- bzw. Duftdrüsen **(c).** [T1077]

Das Endstück der Talgdrüsen befindet sich in der Dermis und besteht aus Epithelzellen, die traubenförmige Azini bilden. Je näher die Epithelzellen dem kurzen Ausführungsgang liegen, desto mehr sind sie mit Fetttropfen gefüllt und desto pyknotischer wird ihr Zellkern (➤ Abb. 4.3). Talgdrüsen werden durch Androgene dazu stimuliert, ihre Sekretion zu steigern. Dies führt unweigerlich zur – gewollten – Apoptose von Talgdrüsenepithelzellen. Diese abgestorbenen Zellen werden in den Ausführungsgang transportiert und als Talg **(Sebum)** abgeschilfert. Dieser Vorgang wird als **holokrine Sekretion** bezeichnet. Talg dient der Einfettung von Haut und Haaren.

KLINIK

Bei **Akne** (Acne vulgaris) liegt zum einen eine gesteigerte Talgproduktion **(Seborrhö)** vor, zum anderen verlegen Hornzellen den Haartrichter. Die Folge ist eine Superinfektion der Talgdrüse durch Bakterien, z. B. *Propionibacterium acnes.*

CHECK-UP

- Was unterscheidet histologisch ekkrine und apokrine Schweißdrüsen?
- Wie werden ekkrine, wie apokrine Schweißdrüsen innerviert?
- Was stimuliert die Sekretion der Talgdrüsen?

Jetzt bist du dran!

Überblick gewinnen

Notiere dir ca. 5 Stichwörter aus diesem Unterkapitel.

4.4 Haare

Henrik Holtmann

Histologie

Einerseits sind die Haare Teil des Tastsinns, da sie haptische Reize aufnehmen (über freie, afferente Nervenendigungen; ➤ Abb. 4.2), andererseits sorgen sie für Wärmeisolierung. Grob vereinfacht lässt sich ein Haar in zwei Teile gliedern: den vitalen intrakutanen Teil, der als **Haarfollikel** bezeichnet wird, und den avitalen, verhornten Teil, den **Haarschaft,** oberhalb der Haut. Lichtmikroskopisch betrachtet besteht das Haar aus deutlich mehr Strukturen.

Haarschaft Er ragt zum größten Teil aus der Haut heraus. Nur der im Verhornungsprozess befindliche Bereich liegt unter der Haut. Der **Schaft** setzt sich zusammen aus:

- **Mark:** liegt innen im Haarschaft; kommt nur bei Terminalhaaren vor; besteht aus Hornzellen und Lufteinschlüssen. Das Verhältnis aus Lufteinschlüssen und Pigmentierung bestimmt die **Haarfarbe.**
- **Rinde:** Hauptbestandteil des Schafts; umhüllt in den Terminalhaaren das Mark; besteht aus dicht gepackten pigmentierten Hornzellen.
- **Haarkutikula:** liegt außen auf der Rinde auf, besteht aus Hornzellen, die dachziegelartig angeordnet sind.

Haarfollikel Teil des Haares, der unter der Hautoberfläche in der Epidermis liegt und sich schlauchförmig in die Dermis einstülpt. Der Haarfollikel ist für Haarwachstum und -erneuerung zuständig. Er umfasst den Haarbulbus sowie die bindegewebigen und die epithelialen Wurzelscheiden. Auch die keratogene Zone, die Haarwurzel und der Haartrichter werden ihm zugerechnet. In den Haarfollikeln enden freie Nervenendigungen, Meißner-Tastkörperchen, Merkel- und Vater-Pacini-Lamellenkörperchen.

Haarbulbus Der unterste Teil des Haarfollikels ist zum Bulbus aufgetrieben, der wegen seiner Form auch **Haarzwiebel** genannt wird. Der unterste Bereich des Bulbus ist die **Haarmatrix.** Hier liegen zum einen Melanozyten und zum anderen – wie im Str. basale der Epidermis – mitotisch aktiven Stammzellen **(Matrixzellen).** Von der Matrix geht das Wachstum der Haare aus.

Haarwurzel Innerer Teil des Haarfollikels, der in den Schaft übergeht. Am Übergang von Wurzel zu Schaft befindet sich die **keratogene Zone.** In dieser Zone vollzieht sich kontinuierlich die Verhornung der Haarmatrixzellen. Auch der Bereich des Haarschafts, der noch nicht oder erst teilweise verhornt ist, wird als Haarwurzel bezeichnet.

Epitheliale Wurzelscheiden Es gibt zwei epitheliale Wurzelscheiden:

- **Innere epitheliale Wurzelscheide:** ummantelt Haarwurzel und Haarkutikula; endet auf Höhe des **Haartrichters,** der eingesenkten Mündung des Haares auf der Hautoberfläche, in den auch der Talgdrüsenausführungsgang mündet. Die innere Wurzelscheide besteht – von innen nach außen – aus drei Schichten:
  - **Scheidenkutikula**
  - **Huxley-Schicht**
  - **Henle-Schicht**
- **Äußere epitheliale Wurzelscheide:** folgt auf die innere Wurzelscheide; geht am Haartrichter zum einen in die Epidermis, zum anderen in den Ausführungsgang der Talgdrüse über. Kurz unterhalb der Talgdrüse befindet sich in ihr der **Wulst;** dieser enthält Stammzellen der Keratinozyten, von denen nach Ausfall des Haares, d. h., des Haarschafts mit der Wurzel, neue Matrixzellen und damit letztlich neue Haare ausgehen. Am Wulst setzt auch der glatte, sympathisch (cholinerg) innervierte **M. arrector pili** an, der das Haar aufrichtet, z. B. bei Gänsehaut, und die Talgdrüse auspresst.

Bindegewebige Wurzelscheide (Haarbalg) Sie schließt von außen mit einer feinen **Glashaut** an die äußere epitheliale Wurzelscheide an. Sie enthält zahlreiche sensible Nervenfasern. An der Haarwurzel stülpt sie sich als **Haarpapille** in diese ein. Die Haarpapille enthält Blutkapillaren und Fibroblasten. Letztere beeinflussen die Proliferation der Matrixzellen.

4.4.1 Haarwachstum und Haartypen

Haare wachsen ca. 1 cm/Monat. Dabei durchlaufen sie einen Zyklus aus Wachstumsphase **(Anagen),** Rückbildungsphase **(Katagen)** und Ruhephase **(Telogen).** Man unterscheidet fetale **Lanugo-** und adulte **Vellushaare,** die unpigmentiert, marklos, kurz und weich sind und den überwiegenden Teil der Körperbehaarung ausmachen, von den adulten **Terminalhaaren,** die markhaltig, pigmentiert, lang und hart sind, z. B. Kopfhaare und Schamhaare.

CHECK-UP

- Aus welchen Strukturen besteht ultrastrukturell das Haar?
- Wie ist der M. arrector pili innerviert?

Jetzt bist du dran!

Überblick gewinnen

Notiere dir ca. 5 Stichwörter aus diesem Unterkapitel.

4.5 Nägel

Henrik Holtmann

Histologie

Die Hauptstrukturen sind Nagelplatte, Nagelwurzel und Nagelbett. Die **Nagelplatte** setzt sich aus Hornschuppen zusammen und ist im **Nagelbett** verankert. Sie beginnt mit der proximalen **Nagelwurzel.** Das Nagelbett besteht aus bis zum Knochen reichenden Bindegewebe und Epithel **(Hyponychium).** Letzteres ist mit der Platte verschmolzen und besteht nur aus Str. basale und Str. spinosum. Proximal geht das Epithel in die Nagelmatrix über, von der das Nagelwachstum (0,5 mm/Woche) ausgeht. Die Matrix scheint als weiße **Lunula** durch den proximalen Teil des Nagels hindurch.

Die Nagelplatte ist lateral vom **Nagelfalz** und proximal von der **Nageltasch,** einem eingestülpten Epidermisbereich, eingefasst. Nageltasche, Bindegewebe und äußere Epidermis bilden gemeinsam den **Nagelwall,** der distal im Nagelhäutchen **(Eponychium)** endet, welches den Nagelfalz, den Raum zwischen Platte und Tasche, abdichtet.

CHECK-UP

Wie sind Nägel strukturell aufgebaut?

Jetzt bist du dran!

Überblick gewinnen

Notiere dir ca. 5 Stichwörter aus diesem Unterkapitel.

Jetzt bist du dran!

Zeichenaufgabe

Zeichne einen Querschnitt durch die Haut. Aus wie vielen Schichten ist die Haut aufgebaut?
Welche Zellen sind charakteristisch für die jeweiligen Schichten?
In welcher Schicht finden sich Sinneszellen und Blutgefäße?

Anregungen zur weiteren Wiederholung

Zeichne den Aufbau eines Haares. Welche Wachstumsphasen durchläuft ein Haar?
Welche Arten von Hautdrüsen gibt es? Wie lassen sich die Schweißdrüsen noch weiter unterteilen?

Überblick gewinnen

Nutze deine gesammelten Stichwörter für eine Mindmap oder eine gegliederte Stichwortliste.

KAPITEL

5 Somatoviszerale Sensorik

Physiologie

5.1 Funktionelle und morphologische Grundlagen

Gregor Däubler

Physiologie

5.1.1 Einteilung, Modalitäten und Qualitäten

Adäquate Reize

Jede Sinneswahrnehmung kann auf die Aktivierung von auf die jeweilige **Modalität** (z. B. chemisch, mechanisch, optisch) spezialisierten Sensoren zurückgeführt werden. Sie beinhaltet grundsätzlich Informationen über **Qualität, Intensität** sowie **zeitliche** und **räumliche Dimension** eines Reizes. Innerhalb einer Modalität, etwa der optischen Wahrnehmung, existieren mehrere **Qualitäten** (Submodalitäten) wie etwa Helligkeit, Farbe und Kontrast. Dabei reagiert ein Rezeptor grundsätzlich auf verschiedene Reizformen, codiert aber immer nur eine Sinnesempfindung. Die Art von Stimulus, bei der die niedrigste physikalische Energie ausreicht, um eine Antwort auszulösen, wird als **adäquater Reiz** bezeichnet. So kann z. B. auch durch einen Faustschlag auf die Orbitae ein Seheindruck hervorgerufen werden, doch die dafür nötige Energie ist um einige Potenzen höher als die von Lichtquanten.

Rezeptoreigenschaften

Je nach Antwortverhalten auf einen gegebenen Reiz werden verschiedene Rezeptortypen (Sensoren) unterschieden (➤ Abb. 5.1).

- Proportionalsensor (P-Sensor): Die Antwort der Sinneszelle ist abhängig von der Reizstärke, also rein tonisch.
- Differenzialsensor (D-Sensor): Der Rezeptor registriert lediglich die Änderung der Reizstärke, also ein Schwächer- oder Stärkerwerden des Stimulus. Bei dauerhaftem Reiz adaptiert der Sensor und registriert nichts mehr, er zeigt also ein dynamisches Antwortverhalten.
- Proportional-Differenzial-Sensor (PD-Sensor): Der Rezeptor kombiniert proportionales und differenzielles Antwortverhalten. Dies ist der Fall bei den meisten Sensoren.

Primäre Sinneszellen Rezeptoren wandeln den empfangenen Reiz direkt in eine AP-Serie um; sind immer Neurone.
Sekundäre Sinneszellen Nachgeschaltete Neurone wandeln den Reiz in eine AP-Serie um; sind immer spezialisierte Zellen, die mit Neuronen synaptisch verbunden sind.

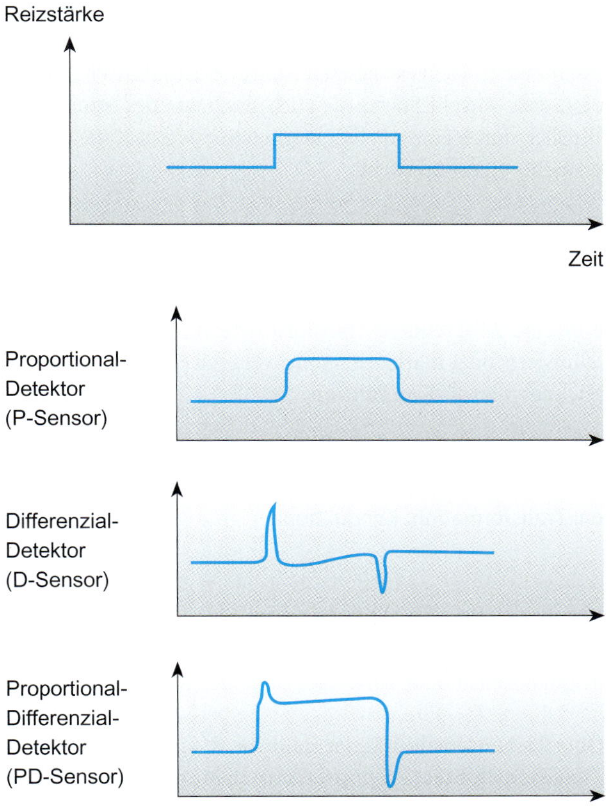

Abb. 5.1 Antwortverhalten der verschiedenen Rezeptortypen auf einen mechanischen Reiz [L106]

Signalwandlung

Ein Rezeptor muss in der Lage sein, einen Reiz in ein elektrisches Signal umzuwandeln. Dabei spielt der Einstrom von Kationen, vor allem von Na^+, eine zentrale Rolle. Es sind **keine** spannungsabhängigen Na^+-Kanäle beteiligt, da die Amplitude des Signals in diesem Fall keine Rückschlüsse über die Stimulusstärke zulassen würde. Stattdessen sind der ENaC und andere modulierbare Kationenkanäle beteiligt.

Transduktion

Ein **Rezeptorpotenzial** tritt in einer stimulierten Sinneszelle auf und entspricht prinzipiell einem postsynaptischen Potenzial. Es breitet sich rein elektrotonisch aus und ist in Amplitude und Dauer modulierbar (amplitudenmoduliertes Signal). Der Prozess der Signalwandlung, also der Transfer von einem Sinnesreiz in ein Rezeptorpotenzial, heißt **Transduktion.** Diese kann durch vielfältige Mechanismen vermittelt werden, etwa durch mechanisch, thermisch oder metabotrop kontrollierte Kationenkanäle sowie durch Second-messenger-gesteuerte Ionenkanäle.

Transformation

An die Transduktion schließt sich die **Transformation** an – die Umwandlung des Rezeptorpotenzials in eine Serie frequenzmodulierter AP. Je nach Dauer und Amplitude des Rezeptorpotenzials ist die AP-Frequenz höher oder niedriger, weswegen man von einem frequenzmodulierten Signal spricht. Die Transformation erfolgt nur bei primären Sinneszellen in den Rezeptoren selbst, ansonsten in den nachgeschalteten Neurone (s.o). Entscheidend dabei ist, dass sowohl Stärke als auch Frequenz des Stimulus ausschließlich durch eine AP-Frequenz codiert werden, die der Alles-oder-nichts-Regel gehorcht.

Konduktion

Die in eine AP-Frequenz transformierte Information wird über myelinisierte oder marklose Axone weitergeleitet. Diesen Vorgang bezeichnet man als **Konduktion.**

MERKE
Der Prozess der Signalwandlung beinhaltet nacheinander: **Transduktion, Transformation, Konduktion.**

Einteilung der Somatosensorik

Die Somatosensibilität wird nach Lage der Rezeptoren unterteilt in:

- **Oberflächensensibilität** der Haut
- **Tiefensensibilität** (Propriozeption) in Muskeln und Gelenken
- **Viszerale Sensibilität** (Enterozeption) in inneren Organen

Ferner können fünf verschiedene Modalitäten unterschieden werden, die durch verschiedene Rezeptortypen vermittelt werden:

- Tastsinn
- Temperatursinn
- Propriozeption
- Schmerzsinn
- Juckempfindung

5.1.2 Rezeptive Strukturen

Anatomie

In der unbehaarten Haut, z. B. in der Fingerbeere, befinden sich vier anatomisch und funktionell unterscheidbare Mechanorezeptoren, die aus primären Sinneszellen und den afferenten Axone sensibler Neurone bestehen. Sie finden sich in jeweils spezifischen Hautschichten, was Einfluss auf ihre funktionellen Charakteristika hat:

- Merkel-Tastscheiben: basale Epidermis
- **Meissner-Körperchen:** apikale Dermis
- **Ruffini-Körperchen:** Dermis
- **Vater-Pacini-Körperchen:** Subkutis

In der behaarten Haut befinden sich nur zwei verschiedene Mechanosensoren, die ebenfalls primäre Sinneszellen sind:

- Merkel-Tastscheiben
- Haarfollikelrezeptoren

Zwei-Punkt-Diskrimination Die Fähigkeit, zwei räumlich getrennte mechanische bzw. taktile Reize unterscheiden zu können. Der jeweilige Abstand, in dem das gerade noch gelingt, wird auch als Raumschwelle bezeichnet. Sie korreliert mit der Dichte an Mechanorezeptoren und ist an der Zungenspitze am geringsten. Auch an der Fingerbeere, in der sich sehr viele Mechanorezeptoren befinden, ist sie sehr klein. Am Rücken ist sie am größten.

Funktion

Antwortverhalten Nach ihrem Adaptionsverhalten werden die Mechanorezeptoren in zwei Klassen eingeteilt (➤ Abb. 5.2):

- Langsam adaptierende **SA-Rezeptoren** (Slowly adapting): eher proportionales Antwortverhalten
- Schnell adaptierende **RA-Rezeptoren** (Rapidly adapting): eher differenzielles Antwortverhalten, besonders für das Erkennen von Berührungen geeignet.

Transduktion Die Voraussetzung mechanozeptiver Rezeptoreigenschaften bilden **mechanosensitive Ionenkanäle.** Diese stehen mit dem Zytoskelett und der extrazellularen Matrix in Verbindung. Bei Verformungen der Zellmembran oder des Extrazellularraums werden diese Kanäle geöffnet und erlauben den **Einstrom** von **Kationen,** vor allem Na^+. Dadurch kommt es zu einem **Rezeptorpotenzial.**

Transformation Amplitude und Dauer des Rezeptorpotenzials werden noch im Rezeptor in eine AP-Serie umgewandelt. Die Rezeptorneurone der Haut sind also **primäre Sinneszellen.**

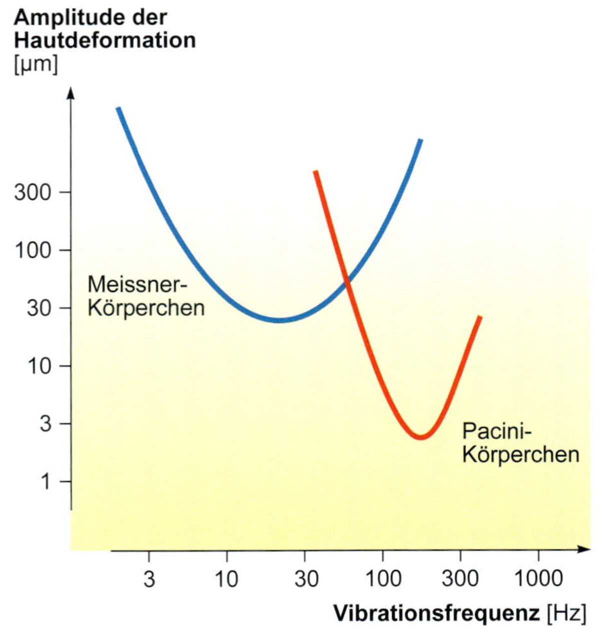

Abb. 5.2 Wahrnehmungsschwelle für Vibration. Sie hängt von der Frequenz ab. Meißner-Körperchen reagieren zwischen 20 und 50 Hz am empfindlichsten, Vater-Pacini-Körperchen bei etwa 250 Hz. [L106]

5.1.3 Afferente und zentrale Strukturen

Innervationsgebiete

Rezeptives Feld Der Bereich, der von einem einzelnen sensorischen Neuron erfasst wird. Die Empfindlichkeit nimmt üblicherweise vom Zentrum zur Peripherie des Feldes ab. Bei einem mechanischen Stimulus werden mehrere Rezeptoren mit überlappenden rezeptiven Feldern gereizt. Die resultierende Unschärfe wird durch zentrale Mechanismen (z. B. laterale Hemmung) reduziert. Oberflächlich gelegene Rezeptoren wie Merkel-Tastscheiben haben kleinere rezeptive Felder als die tief gelegenen Vater-Pacini-Körperchen.

Peripheres Innervationsgebiet Das Hautareal, das durch einen Hautnerven sensibel innerviert wird. Es umfasst viele rezeptive Felder.

Dermatom Das Hautareal, das durch die Neurone eines Hinterwurzelsegments sensibel versorgt wird. Aufgrund der Plexusbildung überlappen die Dermatome und sind nicht eindeutig voneinander abzugrenzen. Dennoch ist die Prüfung der segmentalen Innervation wichtiger Bestandteil der neurologischen Diagnostik.

Faserqualitäten

Die sensorischen Informationen werden je nach Modalität durch bestimmte Fasertypen nach zentral weitergeleitet. Informationen über sensorische Reize, die genau lokalisiert werden können, leiten myelinisierte A-Fasern weiter. Insgesamt machen die marklosen, langsam leitenden C-Fasern, die eher diffuse sensorische Reize weiterleiten, jedoch die große Mehrheit der somatosensorischen Axone aus:

- Oberflächensensibilität: Aβ-Fasern
- Propriozeption: Ia-, Ib- und II-Fasern
- Temperatur: Aδ- und C-Fasern
- Schmerz: Aδ- und C-Fasern

Spinale Verschaltung

Hinterhorn Die Somata der sensorischen Neurone liegen im **Spinalganglion.** Sie entsenden ihre Efferenzen in das Hinterhorn des Rückenmarks. Dieses ist in zehn Laminae nach Rexed (I–X) eingeteilt, wobei das Hinterhorn die Schichten I–VI einnimmt. Die Afferenzen verschiedener Sinnesmodalitäten enden jeweils in bestimmten Schichten:

- Oberflächensensibilität: III, IV
- Propriozeption: VI
- Temperatur- und Schmerzempfinden: I, II, V

Aufsteigende Bahnen Je nach Sinnesmodalität gibt es zwei Möglichkeiten der zentralen Weiterleitung:

- **Oberflächensensible** und **propriozeptive Afferenzen** werden ohne Umschaltung **ipsilateral** in der **Hinterstrangbahn** weitergeleitet, die erste Umschaltung findet in den Ncll. cuneatus und gracilis der Medulla oblongata statt.
- Informationen über **Temperatur-** und **Schmerzempfindungen** werden schon auf Segementebene verschaltet. Die entsprechenden Axone **kreuzen** zur Gegenseite und ziehen dann in der **kontralateralen Vorderseitenstrangbahn** zu Thalamus und Mittelhirn.

Nach der ersten Umschaltung konvergieren viele Fasern auf einzelne Neurone, wodurch die rezeptiven Felder größer werden.

> **KLINIK**
>
> **Brown-Sequard-Syndrom** Diese dissoziierte Empfindungsstörung hat ihre Ursache in einer halbseitigen Läsion des Rückenmarks. Motorische Ausfallerscheinungen finden sich ipsilateral, analog zu einer vollständigen Querschnittslähmung. Sensorisch tritt eine **ipsilaterale Störung des Tastsinns** (Anästhesie oder Hypästhesie) und der Propriozeption auf. Daneben besteht ein **kontralateraler Ausfall** des **Schmerz-** und **Temperaturempfindens.**

Verlauf

Hinterstrangbahn Die Axone der Hinterstrangbahn, die ipsilateral nach zentral ziehen, werden erst in der Medulla oblongata auf das zweite Neuron verschaltet (s. o.) und kreuzen dann auf die Gegenseite. Sie ziehen dann im **Lemniscus medialis** vor allem zum **posterolateralen ventrobasalen Thalamus** (➤ Abb. 5.3). Daneben projizieren sie auch zum posteromedialen ventrobasalen Thalamus, wo sie mit mechanozeptiven Afferenzen des N. trigeminus konvergieren. Die Anordnung der somatosensiblen Afferenzen ist während des gesamten Verlaufs somatotop: Die Axone aus den kaudalen Extremitäten liegen medial, während sich die der kranialeren Körperbereiche lateral anlagern. Von den hinteren Thalamuskernen bestehen direkte Verbindungen zum sensorischen Cortex.

Vorderseitenstrangbahn Die Vorderseitenstrangbahnen ziehen kontralateral entweder in die unspezifischen Thalamuskerne oder in die Kerne der Formatio reticularis. Dieser Kernkomplex ist entscheidend an der Regulation der Vigilanz und anderer Grundfunktionen des ZNS beteiligt. Die kortikalen Projektionen der Vorderseitenstrangbahn sind eher unspezifisch und kaum somatotop angeordnet. Ferner bestehen Verbindungen zu Mittelhirn und **limbischem System.** Während des Schlafs ist die Schwelle für die Wahrnehmung taktiler Stimuli stark heraufgesetzt.

Sensorischer Cortex

Aufbau Aufgrund der Kreuzung der sensorischen Bahnen sind alle sensorischen Empfindungen **kontralateral** repräsentiert. Der primäre sensorische Cortex weist eine ähnliche **Somatotopie** wie der primäre motorische auf. Er besteht aus den Areae 1, 2 und 3 nach Brodmann. Der supplementär motorische Cortex, der Projektionen beider Körperhälften erhält, ist sehr viel kleiner. Wie in allen sensorischen Cortexarealen dominiert die Lamina IV.

> **MERKE**
>
> Die Größe der kortikalen Felder korreliert negativ mit der Fläche der jeweiligen rezeptiven Felder: Je dichter ein Gebiet innerviert ist, desto **kleiner** die rezeptiven Felder und desto **größer** die kortikale Repräsentation.

Projektionen Die wichtigsten efferenten Projektionen entsendet der primäre sensorische Cortex zum sekundären sensorischen Cortex sowie zu assoziativen und kontralateral gelegenen sensorischen Cortexarealen. Erst dadurch können die sensorischen Informationen integriert und richtig eingeordnet werden.

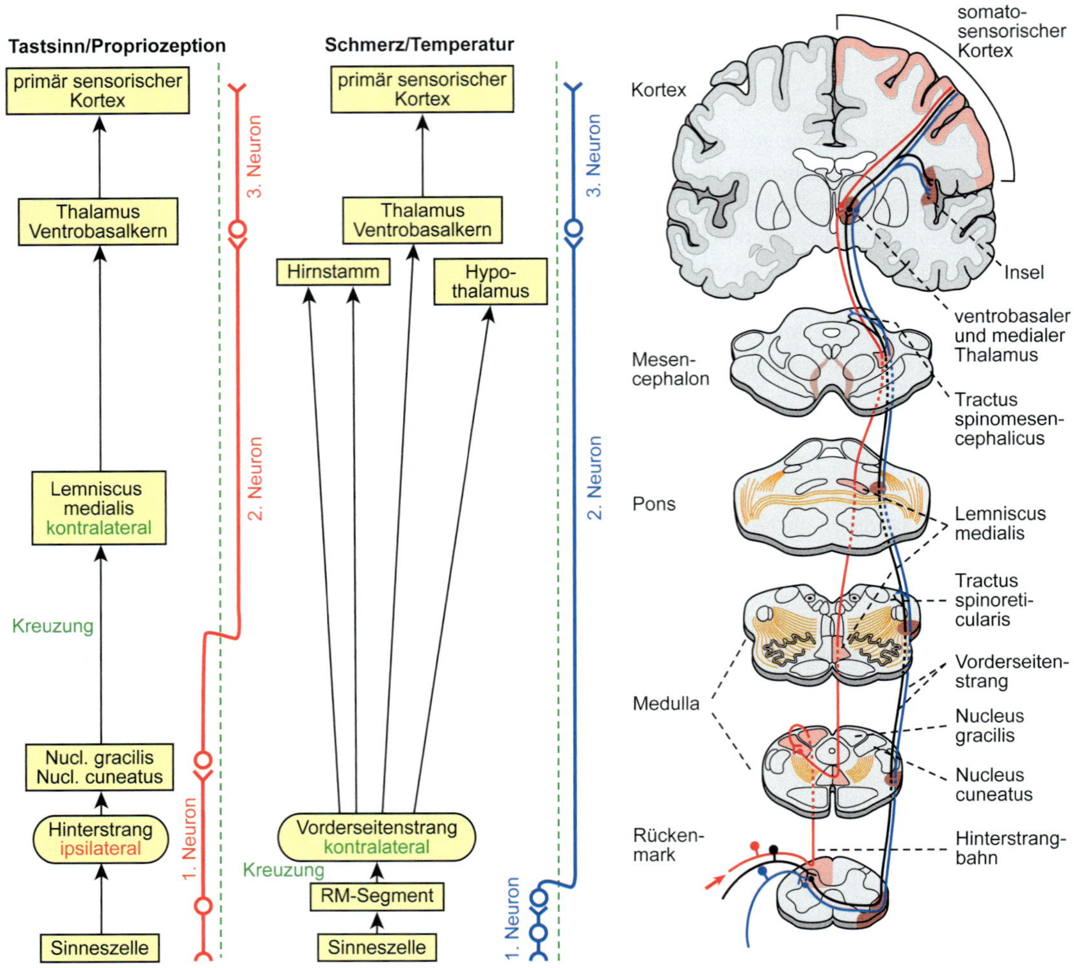

Abb. 5.3 Verschaltungen der Somatosensorik [L231]

CHECK-UP

- Wie entsteht ein Rezeptorpotenzial?
- Welches sind die mechanosensitiven Strukturen der Haut und welche Eigenschaften besitzen sie?
- Wie unterscheiden sich rezeptives Feld und peripheres Innervationsgebiet vom Dermatom?

Jetzt bist du dran!

Überblick gewinnen

Notiere dir ca. 5 Stichwörter aus diesem Unterkapitel.

5.2 Temperatursinn

Gregor Däubler

Physiologie

5.2.1 Beteiligte Sensoren

Aufbau

Kälte- und Wärmeempfinden werden durch **verschiedene Rezeptorklassen** vermittelt. Thermorezeptoren bestehen aus freien Nervenendigungen, die verschiedene **thermosensitive Ionenkanäle** enthalten. Je nach Temperatur öffnen oder schließen Kanäle, sodass die Information über die Umgebungstemperatur elektrisch codiert werden kann. Sowohl Kälte- als auch Wärmesensoren sind PD-Sensoren.

Verteilung

Die Rezeptoren für Warm- und Kaltempfinden sind, ähnlich wie die Mechanorezeptoren, in unterschiedlicher Dichte über die gesamte Haut verteilt. Areale ohne **Temperatursensoren** sind kälte- und wärmeunempfindlich. Die Dichte von Kälte- übertrifft die der Warmsensoren um ein Vielfaches, wahrscheinlich weil ein Temperaturabfall unmittelbare Konsequenzen für die Homöostase hat als ein -anstieg. Die Anzahl der Temperatursensoren ist an thermisch exponierten Stellen wie Gesicht und Händen besonders groß.

5.2.2 Temperaturwahrnehmung

Mechanismus

Die an der Temperaturwahrnehmung beteiligten Ionenkanäle gehören alle zur **TRP**-Kanal-Familie (Transient receptor potenzial). Je nach Subtyp öffnen sich diese thermosensitiven Kanäle, um Kationen, v.a. Na^+, passieren zu lassen. Dadurch kommt es zu einem Rezeptorpotenzial, das dann in eine AP-Serie transformiert werden kann. Thermozeptoren sind auch bei indifferenter Temperatur tonisch aktiv.

Kälte

Kälterezeptoren reagieren auf Temperaturen zwischen 0 und 26 °C. Ab etwa 50 °C zeigen sie jedoch wieder Aktivität, sodass eine paradoxe Kälteempfindung bei großer Hitze entsteht (➤ Abb. 5.4). Dieses Phänomen wird als **Kälteparadox** bezeichnet. TRPA1 und TRPM8 vermitteln bei entsprechenden Temperaturen einen Einstrom von Kationen. TRPM8 kann nicht nur thermisch, sondern auch durch Wirkstoffe wie **Menthol** aktiviert werden. Auf dieser Tatsache beruht die scheinbar kühlende Wirkung von Pfefferminze.

Wärme und Hitze

Temperaturen von etwa 27–42 °C lösen eine Wärmeempfindung aus. Diese wird durch das Öffnen von TRPV3- und TRPV4-Rezeptoren vermittelt. Sensoren für eine schmerzhafte Hitzewahrnehmung sind TRPV1 und TRPV2. Sie öffnen bei Temperaturen von über 42 °C, werden aber auch durch Capsaicin, den aktiven Bestandteil von Chili- und Paprikaschoten, aktiviert.

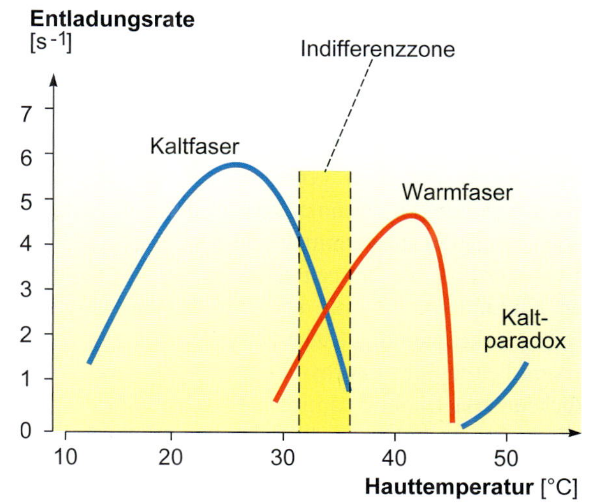

Abb. 5.4 Entladungsraten von Kalt- und Warmfasern bei verschiedenen Temperaturen [L106]

Signalverarbeitung

Obwohl es streng genommen drei Qualitäten der Temperaturwahrnehmung gibt (Kälte, Wärme und Hitze) existieren lediglich Kalt- und Warmfasern. Diese werden von Axonen des myelinisierten Aδ- und des marklosen C-Typs gebildet. Das ZNS vergleicht ihre Aktivität und konstruiert daraus eine Temperaturwahrnehmung. Der Bereich, in dem beide thermosensitiven Afferenzen aktiv sind, entspricht dem Indifferenzbereich. Aufgrund ihres PD-Charakters reagieren Kälterezeptoren auf jede Abkühlung, analog Wärmerezeptoren auf jede Erwärmung.

CHECK-UP

- Wie verläuft der Mechanismus der Temperaturwahrnehmung?
- Welche Fasern sind bei einer Temperatur von 35 °C aktiv?

Jetzt bist du dran!

Überblick gewinnen

Notiere dir ca. 5 Stichwörter aus diesem Unterkapitel.

5.3 Tiefensensibilität

Gregor Däubler

Physiologie

Die Tiefensensibilität wird genauer auch als Propriozeption (Eigenwahrnehmung) bezeichnet. Sie wird durch Muskelspindeln und Golgi-Sehnenorgane vermittelt und ermöglicht die Wahrnehmung von Position und Bewegung des Körpers im Raum. Dafür werden kontinuierlich Signale über Muskellänge (Muskelspindeln) und Muskelspannung (Golgi-Sehnenorgane) registriert. Die Weiterverarbeitung der Information erfolgt entweder auf Ebene des Rückenmarks (monosynaptische Verschaltung) oder zentral unter Einbezug vestibularer und mechanosensibler Afferenzen.

Jetzt bist du dran!

Überblick gewinnen

Notiere dir ca. 5 Stichwörter aus diesem Unterkapitel.

5.4 Viszerale Sensibilität

Gregor Däubler

Physiologie

5.4.1 Einteilung

Sensoren

Die viszerale Sensibilität umfasst sämtliche Sensoren, die im Körperinneren gelegen sind. Diese sind **mechanosensibel, chemosensibel, thermosensitiv** oder **nozizeptiv.** Die von ihnen erfassten und weitergeleiteten Informationen sind von entscheidender Bedeutung für die **Homöostase** des Organismus. Die Rezeptoren ähneln in Aufbau und Funktion denen der Somatosensorik. So gleichen die viszeral gelegenen Mechanorezeptoren morphologisch und funktionell denen der Haut.

Signalweiterleitung

Die meisten viszeralen Sensoren werden von **freien Nervenendigungen** gebildet, an denen auch die Transduktion stattfindet. Ihre Afferenzen verlaufen als dünne, marklose (C-Typ) oder schwach myelinisierte Fasern gemeinsam mit größeren Nerven. Viszerale Afferenzen aus den Verdauungsorganen verlaufen über aufsteigende Bahnen des **Sakralmarks,** direkt in den **N. glossopharyngeus** (IX) oder in den **N. vagus** (X). Die erste Umschaltung findet damit entweder auf Rückenmarksebene oder in den Ganglien der jeweiligen Hirnnerven statt.

5.4.2 Bedeutung

Mechanosensible Afferenzen

Viszerale Mechanorezeptoren registrieren wichtige Parameter:

- **Intraluminale Drücke** über Druckrezeptoren (Barorezeptoren) im Aortenbogen und in der Karotisgabel
- **Füllungszustände** von Hohlorganen wie Herzvorhof oder Blase
- **Scherkräfte** in den Wänden von Magen und Darm

Diese viszeralen Informationen gelangen normalerweise kaum ins Bewusstsein. Eine Ausnahme bilden die Informationen über den Füllungszustand von Blase und Enddarm, die in einen Reflexbogen einfließen, der einer bewussten Kontrolle unterliegt.

Chemosensible Afferenzen

Chemosensible Rezeptoren sind in der Lage, eine Reihe chemischer Parameter zu messen. Dazu gehören etwa **pH-Wert, CO_2-Gehalt** und **Osmolalität** verschiedener Körperflüssigkeiten. Die Detektion verläuft über **chemosensitive Ionenkanäle.** Diese können eine extrazelluläre, pH-empfindliche Domäne aufweisen, die bei pH-Änderungen zu einer Konformationsänderung und einem Öffnen des Kanals führt oder als dauernd geöffnete Na^+-Kanäle einen extrazellularen Anstieg von Na^+ direkt in ein elektrisches Signal umwandeln.

Thermosensitive Afferenzen

Thermorezeptoren finden sich nicht nur in der Haut, sondern auch im Körperinneren. Da die Umgebungstemperatur jedoch üblicherweise die wichtigste Orientierungsmarke darstellt, sind die viszeralen Thermorezeptoren normalerweise von geringerer funktioneller Bedeutung.

Nozizeptive Afferenzen

Viele innere Organe werden von nozizeptiven Afferenzen (C-Fasern) versorgt. Diese werden von freien Nervenendigungen gebildet. Mit Ausnahme des Gefäßschmerzes, der durch eine Dissektion entstehen kann, werden viszerale Schmerzen eher als **dumpf** und schwierig zu lokalisieren wahrgenommen (s. u.).

Verarbeitung

Die viszeralen Informationen gelangen entweder über das Rückenmark in den **Hirnstamm,** oder über die zentralen Ganglien von IX und X zum **Thalamus** und limbischem System. Afferenzen von Baro- und Chemorezeptoren werden direkt auf Hirnstammebene verrechnet und normalerweise nicht bewusst wahrgenommen. Bei starken Abweichungen von den Sollwerten sind die subjektiven Wahrnehmungen eher diffus (Schwindel, Übelkeit). Im Gegensatz dazu gelangen Informationen über Füllungszustände von Hohlorganen oder Schmerzen über den Thalamus ins Bewusstsein.

CHECK-UP

- Welche Arten viszeraler Afferenzen gibt es?
- Welche Bedeutung haben chemosensitive Rezeptoren und wie sind sie aufgebaut?

Jetzt bist du dran!

Überblick gewinnen

Notiere dir ca. 5 Stichwörter aus diesem Unterkapitel.

5.5 Nozizeption

Gregor Däubler

Physiologie

5.5.1 Grundlagen

Bedeutung

Die Fähigkeit, **Schmerz** wahrzunehmen, hat eine überlebenswichtige Bedeutung. Eine intakte Nozizeption kann größere Schädigungen des Organismus verhindern, sie erfüllt also eine Schutzfunktion. Eine Schmerzempfindung beinhaltet folgende Komponenten:

- Vegetative: Erhöhung des Sympathikotonus, aber auch Reflexe
- Emotionale: negative Empfindungen
- Kognitive: Schmerzbewertung
- Sensorische: genaue Lokalisation, Dauer etc.

Rezeptoren

Lokalisation Nozizeptive Rezeptoren bestehen aus den **freien Nervenendigungen** sensorischer Neurone, sind also primäre Sinneszellen. Ihre Somata liegen entweder in den Spinal- oder den trigeminalen Ganglien. Nozizeptoren sind mit Ausnahme des Gehirns und der Subkutis in nahezu allen Geweben vorhanden. Je nach Lokalisation werden Oberflächen- und Tiefenschmerz unterschieden. Der Oberflächenschmerz ist dabei immer somatisch, der Tiefenschmerz kann somatisch (Muskelschmerzen) oder viszeral sein (innere Organe).

Eigenschaften Nozizeptoren registrieren **Gewebeschädigungen** durch **Noxen:** schädigende Substanzen oder Prozesse im Allgemeinen, **Entzündungen** oder **Verletzungen.** Da die Ursachen für diese Schädigungen variieren, müssen Nozizeptoren in der Lage sein, auf eine Vielzahl noxischer Stimuli zu reagieren. Manche Rezeptoren detektieren viele verschiedene Noxen, sie zeigen also ein **polymodales** Antwortverhalten. **Monomodale** Nozizeptoren reagieren eher spezifisch auf wenige Reize. Daneben existieren stumme Nozizeptoren, die nur nach vorheriger Sensibilisierung durch Mediatoren erregt werden können.

Signalwandlung

Transduktion Die Transduktionsmechanismen variieren je nach detektierter Noxe. Ähnlich wie bei der Signalübertragung durch Ionenkanäle existieren zwei verschiedene Arten der Signalwirkung: ionotrop und metabotrop. Dabei führen metabotrop wirkende **Mediatoren** meist zu einer Verbesserung der ionotropen Übertragung.

Ionotrope Wirkung Der **Vanilloidrezeptor** 1 (VR1) lässt sich durch noxische Hitze, aber auch durch eine Azidose und Capsaicin aktivieren. Darauf beruht die schmerzhafte Wahrnehmung von starker Schärfe. Der **Serotoninrezeptor** 5-HT_3 ist ebenfalls ein Kationenkanal und maßgeblich an der Vermittlung von Entzündungsschmerzen beteiligt. Auch ATP kann vergleichbare Ionenkanäle aktivieren.

Metabotrope Wirkung Auch Bradykinin ist an entzündlichen Prozessen beteiligt. Über eine intrazellulare Sinalkaskade bewirkt es eine starke Sensitivierung von VR1. Prostaglandine sind zentrale Mediatoren der Entzündungsreaktion. Sie wirken ebenfalls über eine Phosphorylierung und Sensitiverung von VR1, bewirken aber auch eine direkte Modifizierung von spannungsabhängigen Na^+-Kanälen, wodurch die Schwelle für Schmerzreize gesenkt wird. Daneben ist Histamin entscheidend am Entzündungsschmerz beteiligt.

Konduktion Die Transformation findet direkt in den freien Nervenendigungen statt. Die anschließende Signalweiterleitung erfolgt zum größten Teil in unmyelinisierten **C-Fasern.** Die auf diesem Weg vermittelten Schmerzen sind dumpf und schwer zu lokalisieren. Ein heller, stechender Schmerz wird dagegen über schwach myelinisierte **Aδ-Fasern** vermittelt.

KLINIK
Die COX ist das zentrale Enyzm im Stoffwechsel der **Prostaglandine.** Hemmer der COX wie ASS oder Ibuprofen wirken **analgetisch** und **antiinflammatorisch,** zeigen jedoch vor allem an der Magenschleimhaut Nebenwirkungen.

5.5.2 Nervenläsionen

Nervenläsionen können zu **Neuralgien** führen. Diese neurogenen Schmerzen entstehen durch direkte Aktivierung nozizeptiver Bahnen bei Intaktheit der Nozizeptoren. Damit werden projizierte Schmerzen in dem rezeptiven Feld wahrgenommen, das der jeweilige Nerv sensibel versorgt, obwohl es nicht geschädigt ist.

5.5.3 Zentrale Organisation

Spinale Verschaltungen

Auf Rückenmarksebene gibt es keine Trennung zwischen somatischen und viszeralen nozizeptiven Afferenzen. Beide **konvergieren** also auf die gleichen Neurone. Daraus resultiert das Phänomen des **übertragenen Schmerzes:** Nozizeptive Informationen aus den inneren Organen werden auf der Körperoberfläche wahrgenommen. Prominentests Beispiel des übertragenen Schmerzes sind die in den **linken Arm** ausstrahlenden somatischen Schmerzen bei akuter **Herzinsuffizienz.** Die Zonen auf der Körperoberfläche, die regelmäßig mit einem bestimmten inneren Organ korrelieren, werden **Head-Zonen** genannt. Aber auch eine Sensibilisierung des nozizeptiven Systems auf der Ebene des Rückenmarks, die zu einer gesteigerten Sensibilität im Bereich einer Gewebeschädigung führt, ist möglich.

Transmitter

Wie in anderen Bereichen des ZNS auch ist der wichtigste erregende Transmitter des nozizeptiven Systems Glutamat. Daneben wirkt auch die von Nozizeptoren ausgeschüttete Substanz P exzitatorisch an zentralen Synapsen. Lokal kann Substanz P zu einer neurogenen Entzündung führen. Opioidrezeptoren (μ, δ und κ) können durch körpereigene Opioidpeptide wie Enkephalin oder Endorphin aktiviert werden. Dies führt zu einer Hemmung der nozizeptiven Übertragung.

Supraspinale Organisation

Nozizeptive Afferenzen erreichen über die aufsteigenden Vorderstrangsysteme den **Thalamus.** Von dort bestehen Verbindungen in die sensorischen Cortizes, wo eine Bewusstwerdung und Einordnung des Schmerzes stattfindet. Gleichzeitig unterliegt die Nozizeption einer ständigen Modulation durch das ZNS: Im Zuge der **endogenen Schmerzhemmung** nehmen supraspinale Neurone direkten Einfluss auf Nozizeptoren und spinale Interneurone. Mithilfe dieser deszendierenden Kontrolle wird deren Empfindlichkeit über Aktivierung von Opioidrezeptoren eingestellt und bei Bedarf herabgesetzt. Eine wichtige Rolle dabei spielen Raphe-Kerne (Transmitter: Serotonin) und zentrales Höhlengrau.

CHECK-UP

- Wie sind die Nozizeptoren verteilt?
- Welche molekularen Mechanismen der Schmerzwahrnehmung gibt es?
- Was ist der Unterschied zwischen projiziertem und übertragenem Schmerz?

Jetzt bist du dran!

Überblick gewinnen

Notiere dir ca. 5 Stichwörter aus diesem Unterkapitel.

Jetzt bist du dran!

Zeichenaufgabe

Zeichne den Weg eines Reizes von den primären Sinneszellen bis zum Cortex. Welche Rezeptoren finden sich in der Haut? Welche Fasertypen leiten sensorische Informationen weiter?
Wie wird der Reiz im Rückenmark weitergeleitet? Zeichne einen Querschnitt durch das Rückenmark. Wo laufen Temperatur, Schmerz und Propriozeption entlang?

Anregungen zur weiteren Wiederholung

Zeichne nun spezifisch für die Nozizeption den Weg des Reizes bis ins Gehirn. Wie läuft die Signalwandlung ab?
Welche Sensoren sind bei der viszeralen Sensibilität beteiligt? Welche Afferenzen gibt es?

Überblick gewinnen

Nutze deine gesammelten Stichwörter für eine Mindmap oder eine gegliederte Stichwortliste.

Register

Übersicht nach Fächern

Du vermisst die Fächer? Bitte sehr, hier siehst du die Kapitel der Vorklinik-Finale-Reihe nach Fächern sortiert!
Viele Kapitel kombinieren Inhalte mehrerer Fächer und werden deshalb mehrfach genannt.
Die Übersicht nach Heften/Organen findest du am Anfang dieses Heftes.